DES SECOURS A DONNER

DANS LES DIFFÉRENS CAS

D'EMPOISONNEMENS.

Jmprimerie de Moessard et Jousset, rue Furstemberg, 8.

DES SECOURS A DONNER

DANS LES DIFFÉRENS CAS

D'EMPOISONNEMENS,

DE PIQURES

ET DE MORSURES VÉNIMEUSES,

ET

DANS LES DIFFÉRENTES ESPÈCES D'ASPHYXIES.

OUVRAGE

mis à la portée de tout le monde :

PAR

A. D. LECONTE,

MÉDECIN.

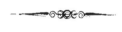

CHEZ L'AUTEUR,

Grande-Rue, n. 40, aux Batignolles ;

PARIS,

JEULIN, LIBRAIRE, RUE DES PETITS-AUGUSTINS, 5 ;

JUST ROUVIER,

8, Rue de l'Ecole de Médecine.

1840

PRÉFACE.

On a vu bien souvent des individus qui, sous l'influence d'accidens graves, sont morts victimes de fautes commises par les personnes qui leur prodiguaient les premiers soins; les médecins ne se trouvant pas toujours sur le lieu des événemens, l'on s'en rapporte aux conseils et aux soins qui, quoique donnés dans un but louable, mais par des personnes étrangères à l'art de guérir, peuvent augmenter les accidens et même faire perdre la vie à des individus qui auraient pu être sauvés.

C'est dans le but de pouvoir me rendre utile à la Société, que je me suis proposé d'écrire ce petit ouvrage, qui renferme, d'une manière claire et précise, les moyens que l'on devra employer auprès de sujets, victimes d'accidens qui compromettent gravement la vie.

Beaucoup de malades sont morts au milieu de grandes souffrances, sans que l'on ait pu leur apporter aucun soulagement, et cependant à l'aide de soins bien dirigés, on aurait espéré leur con-

server la vie, ou bien comme je l'ai dit
plus haut, par une conduite inconsidé-
rée, on a hâté la mort. Il est des croyan-
ces qui sont enracinées dans l'esprit
du public, que le temps aura beaucoup
de peine à détruire, tant il est vrai que
l'homme est esclave de ses préjugés, et
qui sont la cause d'une foule d'accidens
fâcheux. Ainsi, par exemple, on est dans
l'habitude chez beaucoup de personnes
de suspendre un noyé par les pieds,
sous prétexte de lui faire rendre l'eau
qui l'étouffe (selon l'expression de ces
personnes), et le rappeler ainsi à la
vie : cette manœuvre est des plus perni-
cieuses ; car, dans ce cas, ce n'est pas le
liquide avalé qui est cause de la mort,
ainsi qu'on le pense, celui-ci n'étant jamais du reste en grande quantité ; mais

bien le défaut d'air, la suspension de la respiration, et par suite de ces accidens la congestion sanguine au cérveau, et tous les symptômes propres à l'asphyxie. Maintenant si l'on examine dans quel état se trouve un individu suspendu par les pieds, on voit que le sang par son propre poids arrive au cerveau en plus grande quantité que dans la position normale, il dilate les vaisseaux outre mesure, et des symptômes excessivement graves, suivis très souvent de la mort, peuvent devenir l'effet de cette conduite. Il faut donc se tenir en garde contre ces dangereux conseils.

J'ai indiqué les caractères à l'aide desquels on reconnaîtra certaines substances vénéneuses des substances alimentaires, avec lesquelles on pourra les confondre, afin que d'un premier coup d'œil on puisse les distinguer, et, par ce moyen, éviter les accidens qui pourraient être la suite de ces méprises.

J'ai décrit les symptômes qui feront reconnaître qu'un individu est sous l'influence de tel ou tel poison, afin que l'on ne cherche pas longtemps quel pourrait être le traitement à employer. agir d'une manière indécise et perdre ainsi un temps très précieux.

PREMIÈRE PARTIE.

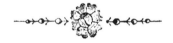

EMPOISONNEMENS.

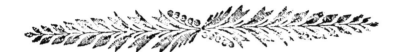

EMPOISONNEMENS.

On donne le nom d'empoisonnement à un groupe de symptômes produits par l'introduction dans une partie quelconque de l'économie, d'une substance capable d'altérer la santé ou même de causer la mort, que l'on désigne généralement sous le nom de poison.

1.

Quoique le plus souvent l'introduc-
duction des substances vénéneuses ait
eu lieu par l'estomac, l'empoisonnement peut être produit par l'application de ces substances sur une membrane muqueuse, tel que l'œil, le nez :
le poison est mêlé à une poussière ou à
du tabac, et donne lieu à l'empoisonnement comme le faisaient les assassins
appelés *endormeurs ;* ou bien par le va-
gin, le rectum, etc. Sur la surface d'une
plaie et même sur la peau à l'état natu-
rel ou privée de son épiderme ; d'autres
fois encore elles sont absorbées par les
organes de la respiration, sous forme
de poudre très fine ou de gaz,

L'empoisonnement agit encore avec
plus ou moins d'énergie, selon que le
poison est plus ou moins concentré, ou

plus ou moins vite absorbé par les tissus.

L'action des poisons sur l'économie varie singulièrement : il en est qui exercent une action purement locale, irritent, enflamment et détruisent les parties qu'ils touchent (acides); d'autres qui après avoir altéré le tissu avec lequel ils sont en contact, passent dans le torrent de la circulation, et vont porter leur ravage ailleurs; d'autres, enfin, n'agissent pas localement et pénètrent immédiatement par voie d'absorption dans les liquides du corps.

SYMPTOMES GÉNÉRAUX
DES EMPOISONNEMENS.

Les individus empoisonnés présentent, en général, un groupe de symptômes qui sont particuliers à cette affection, et qui peuvent très-souvent la faire
reconnaître, en s'enquérant des anté-
cédens de leur état. Ainsi, une odeur
fétide, âcre ou acide de l'haleine du
malade, sécheresse de la bouche et du
gosier, soif très-ardente, serrement de
la gorge, l'intérieur de la bouche d'une
couleur variable, jaune, noire, ou quelquefois très-rouge, douleurs vives vers
la poitrine, l'estomac, le ventre, qui
s'augmentent par le toucher ; sentiment
de brûlure dans ces parties ; envies de

vomir et même vomissemens de matières d'une nature et d'une couleur va-
riables, bouillonnant quelquefois sur le
carreau (acides); constipation ou dévoiement plus ou moins abondant, frissons ou chaleur intense, refroidissement des extrémités du corps, sueurs
froides, toux, crachats quelquefois sanguinolens, perte de l'ouie ou de la vue,
serrement des mâchoires, engourdisse-
mens, paralysies plus ou moins complètes, altération de la voix, rétention
d'urine, priapisme opiniâtre et douloureux. Il arrive cependant des cas où
l'empoisonnement n'est précédé d'aucun des symptômes que l'on observe
ordinairement, et l'individu périt presque immédiatement à la suite de plusieurs défaillances.

TRAITEMENT GÉNÉRAL
DES EMPOISONNEMENS.

La première indication qui se présente à remplir, lorsque l'on se trouve auprès d'un individu empoisonné, est de faire évacuer le poison, si on le soupçonne encore dans les voies digestives ; (aucune indication ne devra passer avant celle-là, à moins que la faiblesse ou la mort prochaine du malade ne permette d'espérer aucun effet de ce côté); on s'occupera ensuite de lui administrer les contre-poisons.

On remplira la première indication en faisant boire au malade une grande quantité d'eau tiède, afin de provoquer les vomissemens ; on lui donnera des

lavemens d'eau simple, de son ou de guimauve, afin de débarrasser les portions
inférieures de l'intestin des parties de
poison qui pourraient y être arrivées.
Cependant dans certains cas on devra
rejeter l'usage de l'eau pure ; ce liquide
dissolvant certains poisons , en rend
l'absorption plus facile et augmente les
accidens; pour obvier à cet inconvénient, on le remplace par l'huile fortement battue avec parties égales d'eau ; on
arrive encore à faire vomir le malade
en lui chatouillant la gorge avec les bar-
bes d'une plume ou avec les doigts. Si
malgré ces moyens il ne vomissait pas, il
faudrait lui administrer l'émétique à la
dose de deux grains (que l'on pourrait
répéter) dans un verre d'eau tiède ; il
ne faut pas craindre d'en renouveler la

dose, car les accidens causés par le poison sont beaucoup plus graves que ceux qui pourraient résulter de l'ingestion de l'émétique dans l'estomac. Quelquefois l'émétique ne jouit pas de ses propriétés vomitives, parce qu'il est décomposé par le poison en arrivant dans l'estomac, ainsi pour les acides concentrés, la potasse et ses composés, les substances toniques tels que le quinquina, la rhubarbe, etc.; ou bien son action n'a pas lieu, parce que l'estomac a été désorganisé ou l'individu se trouve dans un état de faiblesse extrême. L'ipécacuanha à la dose de trente grains, et même plus, dans un verre d'eau ; le vin d'ipécacuanha, le sulfate de cuivre, (couperose bleue) à la dose de un à six grains dans un verre d'eau ; le sulfate de zinc (couperose blanche), à la dose de dix à vingt grains dans un verre d'eau ; sont des médicamens qui remplissent le même but que l'émétique, et que l'on peut mettre en usage. Enfin, il y a encore un moyen que l'on emploie dans le cas où le malade est dans l'impossibilité d'avaler, ou lorsqu'il a les mâchoires fortement serrées, c'est l'introduction de la sonde œsophagienne pour porter les vomitifs jusque dans l'estomac ; où bien on se sert encore de la pompe gastrique, pour vider l'estomac des matières qu'il contient ; mais ces moyens demandent à être employés par des médecins.

La seconde indication à remplir consiste à neutraliser le poison : soit que l'on soit arrivé trop tard pour en opérer la sortie par le vomissement, ou bien que l'on en soupçonne l'absorption.

Afin de bien faire comprendre cette indication majeure, je vais passer en revue les substances qui causent le plus ordinairement l'empoisonnement, et j'indiquerai les symptômes que chacune d'elles présente, ainsi que le traitement qu'elles réclament.

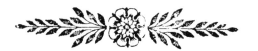

ACIDES.

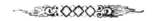

EMPOISONNEMENT PAR LES ACIDES. —

GÉNÉRALITÉS. — SYMPTOMES.

On aura lieu de croire qu'un individu est empoisonné par des acides,
aux caractères suivans : Il éprouve un
sentiment de brûlure depuis la bouche

jusqu'à l'estomac, on observe des tâches de différentes couleurs, plus souvent jaunes ou blanches, aux lèvres,
dans l'intérieur de la bouche, sur la
figure, les mains : des parties de ses
vêtemens touchés par l'acide peuvent
être brûlés ; il a la figure décomposée,
le pouls petit, le creux de l'estomac
très douloureux ; ses membres sont
froids, couverts d'une sueur visqueuse ;
il est en proie à des douleurs horribles.
Les boissons, prises en petite quantité,
sont rejetées immédiatement, et la matière des vomissemens bouillonne sur
le carreau. Lorsque l'acide ingéré est
moins concentré ou étendu d'eau, les
symptômes se présentent avec beaucoup moins d'intensité.

TRAITEMENT GÉNÉRAL DE L'EMPOISSONNEMENT PAR LES ACIDES.

D'après les généralités que j'ai tracées plus haut, on devrait commencer par faire évacuer le poison à l'aide des vomitifs ; mais ici on doit laisser de côté cette indication, qui, en obligeant l'estomac à se contracter, pourrait occasionner des déchirures, et donner lien à des accidens d'une haute gravité. On doit recourir de suite aux contre-poisons ; on donne à boire au malade de l'eau dans laquelle on fera dissoudre de la magnésie, ou du sous-carbonate de magnésie, ou de l'eau dans laquelle on tiendra du savon en dissolution. On lui fera prendre des lavemens d'eau de guimauve ou de graine de lin. Lorsque le contre-poison aura agi, on traitera le malade par des boissons émollientes froides, l'eau de gomme, de graine de lin, etc. On lui donnera de la glace afin d'arrêter les vomissemens qui surviendraient. Lorsque les accidens se seront un peu calmés, on lui appliquera des sangsues au creux de l'estomac, à la gorge, sous les mâchoires, etc.; selon les points douloureux, ou que la déglutition et la respiration s'exercent avec de grandes difficultés; la saignée du bras, les bains tièdes, les cataplasmes émolliens sur tout le ventre, sont des moyens qui doivent être employés pour combattre les accidens inflammatoires, qui sont la suite des accidens de l'empoisonnement. Lorsque l'on sera maître de la maladie, on donnera à prendre

au malade, des bouillons de veau ou
de poulet, on favorisera sa convalescence par des alimens solides, en petite
quantité et de facile digestion ; on évitera l'usage du vin et des spiritueux.
Si des maladies survenaient, on les trai-
terait en conséquence.

ACIDE SULFURIQUE.

(Huile de vitriol.)

L'acide sulfurique est un poison extrêmement énergique, dont les effets
délétères surpassent en intensité tous
les autres, excepté toutefois l'acide nitrique.

Les individus empoisonnés par cet
acide, présentent les symptômes que
j'ai annoncés plus haut (*symptômes gé-*

néraux de l'empoisonnement par les aci-
des) à un degré très-élevé, et le traitement qu'ils réclament est également
le même que celui indiqué pour les acides en général.

ACIDE NITRIQUE.

(Eau forte.)

Comme il est facile de se procurer
cette substance dans le commerce, on
a observé plusieurs cas d'empoisonnemens par cet acide.

Les individus qui en sont victimes,
présentent, outre les symptômes indiqués plus haut, des tâches jaunes ou
orangées sur le menton, les lèvres, les
dents, les mains, enfin sur tous les endroits touchés par l'acide, et ces tâches

traitées par une dissolution de potasse, deviennent d'un beau rouge. On rapporte des observations dans lesquelles les malades présentaient une éruption de petits boutons sur la surface du corps; mais ce symptôme n'est pas constant.

Le traitement de l'empoisonnement par l'acide nitrique est le même que celui qui est indiqué au traitemeut général.

ACIDE HYDRO-CHLORIQUE.

(Esprit de sel.)

Un des caractères de l'empoisonnement par l'acide hydro-chlorique, est le dégagement de vapeurs blanches, par la bouche, d'une odeur acide pénétrante, que l'individu présente lorsque l'acide vient d'être avalé, ainsi que le vomissement de matières qui bouillonnent sur le carreau ; il a les membres raides et contractés. Pour les autres symptômes et le traitement, voir les généralités.

ACIDE ACÉTIQUE.

L'acide acétique concentré est un poison violent, qui corrode l'estomac, ramollit ses membranes, y excite une exsudation sanguinolente et une coloration noirâtre analogue à celle produite par l'acide sulfurique.

Le traitement que réclame l'empoisonnement par cette substance, est le même que celui des autres acides.

Le vinaigre lui-même, (*acide acéti-que affaibli*) peut donner lieu à des accidens graves; à la dose de quelques onces, quatre ou cinq, chez l'homme, il a pu occasionner la mort.

Il est une médication très-dange-reuse, employée par les gens du monde, pour combattre l'obésité ; je veux par-ler du traitement de l'embonpoint par l'usage assez longtemps prolongé du vi-naigre, tous les matins à jeun, à la dose d'une cuillérée et même plus.

Si l'on veut bien se reporter au cha-pitre des généralités sur les poisons, où je dis, « que les poisons agissent avec beaucoup plus d'efficacité, c'est-à-dire causent des désordres infiniment plus graves, lorsque les voies digestives sont vides » ; et que l'on applique cette rai-

son à l'usage continué pendant un certain temps, du vinaigre pris à jeun ; on
doit bien penser que le sujet éprouvera
des douleurs très-vives, quoique la substance ait été prise en petite quantité,
et que cette méthode peut occasionner
la mort, en donnant lieu à une affection
grave de l'estomac, qui influe sur tout
le reste de l'économie. Le vinaigre agit
dans ce cas comme un poison ; et on
voit le malade dont la position empire
tous les jours, s'éteindre au milieu de
grandes douleurs. S'il ne cesse pas
bientôt cet usage pernicieux, il éprouve
tous les accidens qui se rattachent à
l'empoisonnement lent.

L'exemple suivant rapporté par Bril-
lat-Savarin dans sa Physiologie du goût,

en est un exemple frappant, qui fera
ressortir les symptômes auxquels sont
en proie les personnes qui, dans un but
semblable, ont été cause de leur mort
prochaine. « En 1776, j'étais à Dijon,
j'y connaissais une jeune personne nom-
mée Louise, qui était très jolie, et avait
surtout dans une juste proportion, cet
embonpoint classique qui fait le charme
des yeux et la gloire des arts d'imita-
tion.

Quoique je ne fusse que son ami,
j'étais bien loin d'être aveugle sur les
attraits qu'elle laissait voir ou soupçonner, et peut-être ajoutaient-ils sans
que je pusse m'en douter au chaste
sentiment qui m'attachait à elle. Quoiqu'il en soit, un soir que j'avais consi-
déré Louise avec plus d'attention qu'à

l'ordinaire. « Chère amie, lui dis-je,
« vous êtes malade, il me semble que
« vous avez maigri ?—Oh ! non, me ré-
« pondit-elle, avec un sourire qui avait
« quelque chose de mélancolique ; je
« me porte bien, et si j'ai un peu mai-
« gri, je puis, sous ce rapport, perdre
« un peu sans m'appauvrir.—Perdre !
« lui répliquai-je avec feu ; vous n'avez
« besoin ni de perdre ni d'acquérir ;
« restez comme vous êtes, charmante à
« croquer, » et autres phrases pareilles,
qu'un ami de vingt ans a toujours à
commandement.

Depuis cette conversation j'exami-
nais cette jeune fille avec un intérêt
mêlé d'inquiétude, et bientôt je vis son
teint pâlir, ses joues se creuser, ses ap-
pas se flétrir.... Oh ! comme la beauté

est une chose fragile et fugitive! Enfin, je la joignis au bal, où elle allait encore comme à l'ordinaire; j'obtins d'elle qu'elle se reposerait pendant deux contre-danses et mettant ce temps à profit, j'en reçus l'aveu que, fatiguée des plaisanteries de ses amies qui lui annonçaient qu'avant deux ans elle serait aussi grosse que St-Cristophe, et, aidée par les conseils de quelques autres, elle avait cherché à maigrir, et, dans cette vue, avait bue pendant un mois un verre de vinaigre chaque matin; elle ajouta que jusqu'alors elle n'avait fait confidence à personne de cet essai.

Je frémis à cette confession; je sentis toute l'étendue du danger, et j'en fis part dès le lendemain à la mère de Louise, qui ne fut pas moins alarmée

que moi; car elle adorait sa fille. On ne
perdit pas de temps, on assembla, on
conseilla, on médicamenta. Peines inu-
tiles! Les sources de la vie étaient irré-
médiablement attaquées; et au moment ou on commençait à soupçonner
le danger, il ne restait déjà plus d'es-
pérance.

Ainsi, pour avoir suivi d'imprudens
conseils, l'aimable Louise, réduite à l'é-
tat affreux qui accompagne le marasme,
s'endormit pour toujours qu'elle avait
à peine dix-huit ans.

OXALATE ACIDE DE POTASSE.

(Sel d'oseille.)

Les symptômes de l'empoisonnement
par cette substance, sont : douleurs

très-vives au creux de l'estomac, les malades ont du délire, des vomissements dont la matière est d'une teinte noire et mêlée de sang.

BLEU DE COMPOSITION.

Cette substance donne lieu aux mêmes accidens que l'acide sulfurique ; le malade présente en outre des taches bleues aux lèvres; dans l'intérieur de la bouche on rencontre des plaques d'une teinte jaunâtre ou verdâtre. L'urine est quelquefois teinte en bleu.

Dans ces deux cas, le traitement devra être le même que celui que j'ai indiqué pour les acides.

EAU DE JAVELLE.

Dans l'empoisonnement par l'eau de javelle, on fera vomir le malade par les moyens indiqués aux généralités ; ensuite on traitera les accidens qui surviendront par les mêmes moyens que ceux indiqués plus haut.

POTASSE, SOUDE.

La potasse, la soude, sont des poisons qui donnent lieu à presque tous les mêmes symptômes et qui réclament le même traitement. Aussi je les renfermerai dans un même paragraphe.

Dans ce cas, le malade vomit des matières qui ne bouillonnent pas sur le carreau, et qui donnent, au contraire, au toucher une sensation grasse, savonneuse ; il rend aussi par le vomissement et les selles des liquides sanguinolens et même du sang pur.

Le traitement à employer dans ces empoisonnemens est l'eau acidulée avec le vinaigre ou le jus de citron, un tiers ou un quart de vinaigre, par rapport à la portion d'eau qui doit être d'une saveur acide très prononcée. Ensuite on pourra faire prendre au malade une potion faite avec l'huile d'amandes douces, qui calme beaucoup les douleurs. On ne donnera pas de vomitifs, tels que l'émétique, l'ipécacuanha, etc. On continuera le traitement émollient, tel que les sangsues, les bains, les cataplasmes, etc., pour combattre les accidens qui surviennent après l'ingestion de ces substances.

AMMONIAQUE LIQUIDE.

(Alcali volatil.)

L'ammoniaque pris à l'intérieur, cautérise violemment la gorge, ainsi que toutes les parties qu'il rencontre sur son passage jusqu'à l'estomac, qui est lui-même le siège d'une vive inflammation.

Dans un cas d'empoisonnement par l'ammoniaque, on devra faire vomir le malade, afin de débarrasser les voies digestives d'un reste de poison qu'elles pourraient contenir; on lui fera boire une grande quantité d'eau pour parvenir à ce but; si le vomissement n'a pas lieu, on lui fera prendre une infusion de noix de galle ou une décoction de quinquina, d'écorces de chêne, etc. On traitera ensuite les malades comme dans les empoisonnemens cités plus haut : boissons adoucissantes, bains. sangsues, etc.

Si c'est la vapeur d'ammoniaque qui a occasionnée les accidens, les malades sont en proie à de vives douleurs causées par la vive inflammation des organes respiratoires, qui sont légèrement cautérisés par elle ; ils ont de la toux, de la difficulté pour avaler ; les malades menacent d'être suffoqués.

On devra dans ce cas appliquer des sangsues en grand nombre sur les points douloureux, et principalement au cou, aux angles des mâchoires; des sinapismes aux membres inférieurs, des bains, des cataplasmes, des boissons adoucissantes; et si l'individu ne succombe pas aux accidents inflammatoires, pendant sa convalescence il conservera un peu de mal de gorge et il aura la voix voilée.

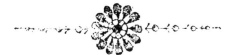

ARSÉNIC

ET SES PRÉPARATIONS.

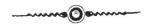

L'arsénic à l'état de métal, ne paraît
pas être un poison, à moins qu'il ne
soit à l'état de vapeur parce qu'alors il
passe à l'état d'acide arsénieux et si des
animaux sont morts après en avoir
avalé, il faut attribuer l'empoisonne-

ment à la facilité avec la quelle il se change en acide arsénieux dans l'intestin. Un gramme de ce métal donné à un chat, et une demi-once administrée à un chien, ne produisirent aucun effet notable. (*Bayen et Deyeux.*)

L'arsénic, ou plutôt l'acide arsénieux, car c'est presque toujours lui qui est employé dans les empoisonnemens, (aussi donnerai-je les symptômes de cet empoisonnement comme propres à reconnaître celui des autres préparations d'arsénic) est un poison très-actif, qui, introduit dans l'estomac, le cautérise très-violemment, ainsi que l'intérieur de la bouche et de la gorge qui présentent des rougeurs très-vives.

L'acide arsénieux peut occasionner la mort sans donner lieu à d'autres symptômes que quelques défaillances.

Dans cet empoisonnement le malade
a des vomissemens, il se plaint d'une
saveur qui d'abord est sucrée, agréable, puis corrosive ; mais si la substance
reste longtemps en contact avec la muqueuse qui tapisse l'intérieur de la
bouche, il se plaint d'une chaleur extrême, d'un sentiment de brûlure dans
la gorge et si on l'examine, on la trouve
couverte de rougeur, elle est cautérisée
ainsi que les lèvres et l'intérieur de la
bouche ; la muqueuse est le siège d'un
gonflement considérable, comme on l'a
rencontrée chez l'assassin *Soufflard*,
qui en prit volontairement une grande
quantité; la soif est vive, ardente, douleurs au creux de l'estomac des plus
violentes, qui arrachent des cris au

malade (*empoisonnement de Soufflard*).
La bouche est fétide, le malade a des
hoquets, un crachottement continuel,
des sueurs froides, la matière des vomissemens est sanguinolente ; s'il ne
succombe pas dans cet état, il se trouve
bientôt en proie à l'agitation, au délire,
sa figure exprime la souffrance, ses
traits sont altérés, le gonflement et la
démangeaison occupent tout le corps,
quelquefois il s'y présente une éruption
de petits boutons ; l'urine est rare,
rouge et quelquefois sanguinolente, la
respiration est difficile ; le malade meurt
très souvent à la suite de ces symptômes, malgré les soins les plus empres-
sés.

TRAITEMENT DE L'EMPOISONNEMENT
PAR L'ACIDE ARSÉNIEUX.

La première chose à faire lorsque l'on se trouve appelé auprès d'un individu empoisonné par l'arsénic, est de le faire vomir : pour atteindre ce but, on pourrait le gorger d'eau tiède, de décoctions de guimauve, de graine de lin, l'estomac étant distendu outre-mesure, le vomissement s'effectue ; mais l'eau chaude donnée dans ce cas comme vomitif, dissout une grande portion d'arsénic et en rend alors l'absorption plus facile ; on devra remplacer l'eau simple par l'eau de chaux coupée avec de l'eau sucrée ; de sorte que la chaux neutralisant l'arsénic à mesure qu'il se dissout, forme une substance, appelée arsénite de chaux, qui est sans action sur l'économie. MM. Sandras, Deville, Nonat et Guibourt, conseillent dans l'empoisonnement par l'arésnic, de gorger le malade d'eau chaude chargée de quelques onces de per-oxyde de fer, qui est le meilleur contre-poison de l'acide arsénieux, que l'on connaisse; il agit à la manière de l'eau de chaux, en formant un sel insoluble. Dans le cas ou l'on en aurait pas à sa proximité, on devra faire vomir le malade en lui chatouillant la gorge à l'aide d'une plume ou des doigts, on lui donnera à boire de l'huile ; ce liquide étant sans action sur la substance qui nous occupe.

Dans ces derniers temps on employait comme tel, le lait, l'huile, le charbon

végétal, l'eau de chaux, les eaux miné-
rales sulfureuses, la magnésie, etc. Mais
dernièrement on est arrivé à la décou-
verte d'une substance qui agit d'une
manière efficace, c'est le per-oxyde de
fer. M. Bunzen est le premier qui le
proposa en 1834, (il désire que l'on emploi le per-oxyde hydraté humide, con-
servé à l'état gélatineux, sous l'eau), et
les expériences faites depuis par plusieurs professeurs distingués, ne laissent aucun doute sur l'efficacité de ce
moyen; il ne faut pas craindre de le
faire prendre à des doses considérables.

MM. Deville, Sandras, Nonat et Guibourt qui conseillent de donner le per-
oxyde hydraté sec, que l'on connaît
vulgairement sous le nom de sous-car-

bonate de fer, y trouvent l'avantage suivant sur celui de M. Bunzen, c'est qu'il est tout préparé dans les pharmacies, et que le per-oxyde hydraté humide demande quatre ou cinq heures de préparation. Ainsi, on donnera la préférence au sous-carbonate de fer pris en excès, quatre onces suspendues dans vingt-quatre onces d'eau, à prendre par demi-verre toutes les demi-heures. Si l'on redoute encore les effets du poison après avoir pris cette dose, l'on pourra la recommencer.

Le traitement à suivre pour calmer les accidens qui sont l'effet de la réaction, est le même que celui qui est indiqué pour les acides : boissons émollientes, bains, sangsues, etc.

CUIVRE

ET SES PRÉPARATIONS.

Ici comme pour l'arsénic, il ne faut
pas craindre l'empoisonnement par le
métal lui-même, qui n'est jamais vénéneux lorsqu'il est bien décapé; beaucoup d'expériences viennent à l'appui
de cette assertion, ainsi tout le monde

a vu des individus avaler des pièces de cuivre, et les rendre sans ressentir aucun malaise. M. Drouard en a donné jusqu'à une once à un chien qui ne s'en est trouvé nullement indisposé ; mais le cuivre devient très vénéneux, par suite des combinaisons qu'il forme avec les acides. Son emploi journalier dans l'économie domestique pour servir à la préparation des mets, doit être une cause des accidens fréquens qui surviennent par suite du peu d'attention que l'on porte aux vases dont on se sert ; aussi le plus souvent, l'acétate de cuivre, (*vert-de-gris*), le sulfate de cuivre (*vitriol bleu*), et l'oxalate de cuivre sont les substances qui donnent lieu à l'empoisonnement.

SYMPTOMES DE L'EMPOISONNEMENT PAR LES PRÉPARATIONS DE CUIVRE.

Les individus victimes de l'empoisonnement par les préparations cuivreuses, présentent les symptômes suivans, qui sont toujours à peu près les mêmes. n'importe quelle est la substance ingérée. Vomissemens réitérés de matières verdâtres, coliques intenses, soif vive. crachottement continuel causé par une sensation de cuivre que le malade ressent dans la bouche, dévoiement, gène de la respiration, il a des maux de tête violens, la bouche écumeuse, des convulsions, un affaiblissement général pendant lequel la mort ne tarde pas à survenir.

Lorsque le poison a été ingéré avec

3

les alimens, les symptômes ne s'annon-
cent pas toujours d'une manière aussi
grave; les accidens ne se manifestent
souvent qu'au bout de quelques heures
qui suivent le repas. Souvent le malade
est réveillé par des maux de tête, des
coliques, des envies de vomir, des vomissemens de matières bilieuses, les
coliques augmentent, mais il se sent
soulagé après avoir été à la garde-robe;
ensuite les accidens s'aggravent, il est
couvert d'une sueur visqueuse, éprouve
un malaise général, et il n'est pas rare
de voir la mort devenir la suite de ces
accidens.

TRAITEMENT.

Dans l'empoisonnement par les préparations cuivreuses, on devra faire vo-

mir le malade en lui donnant de l'eau tiède, on lui fera prendre ensuite une solution d'albumine, (huit blancs d'œufs pour deux livres d'eau) ou de farine ; l'albumine ayant la propriété de décomposer les sels de cuivre; après quoi on facilitera les vomissemens en chatouillant la luette. M. Bertrand s'est servi avec avantage dans un cas d'empoisonnement par le cuivre du mélange suivant : huit onces d'eau dans laquelle était suspendue une demi-once de charbon de bois vert et léger, édulcorée avec du sucre et aromatisée avec quelques gouttes d'eau de fleurs d'oranger.

Lorsque les vomissements se sont effectués, et qu'on a lieu de croire qu'il ne reste plus rien dans l'estomac, si le malade reste en proie aux coliques, on devra lui administrer un purgatif huileux, tel que l'huile de ricin à la dose de deux onces, ainsi que des lavemens d'eau albumineuse.

Pour les suites de l'empoisonnement, voir les généralités.

PLOMB ET SES PRÉPARATIONS.

Il est des préparations de plomb qui agissent violemment sur les individus, ainsi l'acétate neutre de plomb (*sel de saturne*), le sous-carbonate de plomb (*blanc de céruse*), le chromate de plomb qui sert à colorer les bonbons en jaune.

Les coliques particulières aux ouvriers qui travaillent dans les fabriques de blanc de céruse, et aux peintres en bâtimens, ne sont pas autre chose

qu'un commencement d'empoisonnement par cette substance.

SYMPTOMES.

Lorsque les sels de plomb sont pris
en assez grande quantité, ils agissent
de la même manière que les poisons
corrosifs cités plus haut.

Les symptômes notés par les auteurs
dans cet empoisonnement, sont les suivans : le malade a des envies de vomir,
puis des vomissemens de matières jaunes ou verdâtres, d'une odeur infecte ;
il a des hoquets, des douleurs vives au
creux de l'estomac et au reste du ventre, constipation opiniâtre, il a le visage
pâle, et présente quelquefois une teinte
plombée des yeux et des joues, les lèvres sont livides, la peau est chaude et

humide, et le malade est dans un état
d'abattement considérable, le ventre est
retracté.

TRAITEMENT.

Les moyens employés pour préserver
des accidens causés par les sels de
plomb, les ouvriers qui sont exposés à
les contracter, ont été jusqu'ici peu
efficaces, et d'une application difficile.
La suspension du travail après un temps
donné, la libre circulation de l'air dans
les ateliers, la précaution de n'y point
dormir et de n'y pas prendre les repas,
les soins de propreté, les bains, un régime convenable, ont amené quelques
résultats avantageux. Mais la proportion des ouvriers atteints par la colique

est encore malheureusement très–considérable. Dans une lettre adressée à l'Académie des Sciences, M. Gendrin expose que, d'après les observations faites à la fabrique de blanc de céruse de M. Roard, la limonade sulfurique employée avec succès contre la colique, paraît également jouir de la propriété de préserver de cette maladie, surtout si on l'emploie simultanément à l'intérieur et en lotions sur la peau.

Dans l'empoisonnement par les préparations de plomb, on pourra commencer par donner de suite aux malades les contre-poisons qui sont ici très nombreux, l'eau de puits, l'eau albumineuse, l'eau accidulée avec l'acide sulfurique, les solutions de sulfates de potasse, de soude, de magnésie, les carbonates des mêmes bases, potasse, soude, etc. Les infusions et les décoctions astringentes, préparées avec le quinquina, l'écorce de chêne, la noix de galle, etc. Le thé, le lait. Lorsque le poison est décomposé, on peut employer les purgatifs, l'opium, les adoucissans, etc.

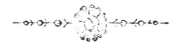

EMPOISONNEMENT

PAR

L'ALCOOL ET LES LIQUEURS SPIRITUEUSES.

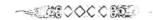

Lorsqu'il arrive qu'un individu a bu une certaine quantité de liqueurs alcooliques, vins, eau-de-vie, liqueurs, il ne tarde pas à se manifester des accidens graves qui sont susceptibles d'amener la mort. Le malade dans ce cas passe par tous les degrés de l'ivresse, jusqu'à ce qu'il arrive enfin à cet état appelé par les gens du peuple *ivre-mort*.

Pour arriver à cet état, on peut distinguer trois degrés dans l'ivresse.

Dans le premier degré, le malade est rouge, les yeux s'animent plus ou moins, le front se déride, sa figure s'épanouit et respire une aimable gaîté; l'esprit plus libre est plus vif; les idées sont faciles; les soucis disparaissent; les bons mots, les doux épanchemens de l'amitié, les tendres aveux les remplacent; on parle beaucoup, on est indiscret; les propos sont un peu diffus, et déjà l'on commence à bégayer.

Le deuxième degré de l'ivresse est caractérisé par une joie bruyante, turbulente, des éclats de rire immodé-

rés, des discours insensés, des chants
obscènes, des actions brutales, en rapport avec l'idiosyncrasie, les habitudes
des individus ; par une démarche vas-
cillante, incertaine, analogue à celle
des enfants ; par des pleurs stériles, le
trouble des sens, la vue double, les
yeux hagards, sombres, et des tinte-
mens d'oreilles ; la langue embarassée,
articule avec peine les sons ; il y a quelquefois écume à la bouche, le juge-
ment devient faux, la raison disparaît ;
rien ne règle plus nos penchans et nos
appétits grossiers. Quelquefois, un délire furieux succède ; le pouls est plus
développé, la face est rouge, vultueuse ;
les veines du cou sont gonflées, la respiration précipitée ; l'haleine est vineuse ; il y a des rapports aigres, des

envies de vomir, des vertiges, des chu-
tes imminentes, puis complètes ; la
somnolence et l'état de vertige croissent ; la face devient pâle, cadavéreuse ;
les traits sont affaisés ; des vomissemens
abondans de matières quelquefois aigres ; l'excrétion involontaire de l'urine
et des matières fécales se manifestent,
ainsi que des maux de tête violens ; la
perte totale des sens ; enfin, un sommeil profond qui dure plusieurs heures, et pendant lequel la transpiration
est très-abondante, amène la terminaison de cet état pénible. Les fonctions
reviennent peu à peu à l'état primitif ;
il y a soif, et il y reste du dégoût pour
les alimens, et des lassitudes dans tout
le corps. (M. Garnier.)

Le troisième dégré est un état vraiment apoplectique. Effectivement, dans ce cas, s'observent tous les accidens propres à l'apoplexie, insensibilité complète, la respiration est embarassée, la face d'un rouge livide, quelquefois pâle, la bouche est écumeuse, les sens sont abolis ; il est impossible d'exciter le malade. Dans cet état, le poumon peut s'engorger et donner lieu à la mort au bout de ving-quatre ou quarante-huit heures, et même au bout de trois ou quatre jours. Dans quelques cas la mort est presque instantanée. M. Orfila cite le fait de deux soldats qui, ayant bu chacun quatre litres d'eau-de-vie, moururent tous deux, l'un sur le champ, l'autre pendant son transport à l'hôpital (*Toxicologie générale.*) M. Barrion cite l'histoire d'un jeune espagnol , qui mourut vingt-quatre heures après avoir bu deux onces d'alcool.

Morgagni fait mention d'un homme d'un âge mur, qui resta ivre avec perte de la voix pendant trois jours, et mourut le quatrième sans éprouver de convulsions.

TRAITEMENT.

Lorsque chez les individus qui auront bu une certaine quantité de liqueurs alcooliques , il existe des symptômes d'accidens cérébraux , insensibilité , coma, etc. Il faut leur pratiquer une saignée, ensuite on aura recours à l'émétique, aux boissons accidulées. On a employé l'ammoniaque avec succès dans l'ivresse, à la dose de six gouttes

dans un verre d'eau sucrée. Les lavemens irritans, les lotions de vinaigre
sur tout le corps; une tasse de café à
à l'eau sans sucre, l'éther sont des
moyens qu'il ne faut pas négliger.

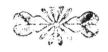

EMPOISONNEMENT PAR LES SUBSTAN-CES NARCOTIQUES.

CARACTÈRES GÉNÉRAUX.

Dans l'empoisonnement par les subs-tances que l'on appelle narcotiques et narcotico-âcres, tels que l'opium, le ta-bac, la ciguë, etc.; les symptômes que les malades présentent sont ordinairement les suivans : Si le poison a été pris en petite quantité, ils se plaignent de ma-laise général, d'abattement, de maux de tête, ils ont de la peine à respirer, des envies de vomir et même des vomisse-mens de matières de différente nature, quelquefois mêlées de sang, des co-liques suivies de dévoiement. ou de la constipation, la soif est vive. Mais si la dose du poison est élevée, le malade présente ces symptômes à un degré beaucoup plus élevé, de même qu'il s'y en joint d'autres d'une gravité plus grande; il y a de l'agitation, du délire, des convulsions très-fortes, la sensibilité est diminuée et quelquefois abolie complètement; il a le pouls fort, la face rouge; il est comme frappé d'apoplexie; dans le cas d'empoisonnement par ces substances, l'asphyxie peut survenir, et la mort être la suite de ces accidens.

TRAITEMENT.

Le traitement que l'on emploiera dans les empoisonnemens par des substances narcotiques et narcotico-âcres, doit tendre à agir sur le malade de deux manières : il doit combattre le narcotisme et calmer l'inflammation produite par l'ingestion de la substance délétère.

Pour atteindre ce double but, on commencera par faire vomir le malade, soit avec de l'eau chaude, de l'émétique, du sulfate de zinc, ou bien par le chatouillement de la luette provoqué par une plume ou l'introduction des doigts dans la gorge. Ensuite on examine le malade, et si l'on voit que les effets narcotiques prédominent sur les effets irritans, on lui donnera des boissons acidulées avec le vinaigre ou le citron; du café à l'eau; on lui fera des lotions d'eau froide et vinaigrée sur la tête et le reste du corps. Si au contraire l'inflammation des organes paraît prédominer on lui

fera prendre des boissons mucilagineuses et émollientes tièdes. Dans les deux
cas on emploiera avec avantage la saignée, les sangsues appliquées derrière
les oreilles, les révulsifs aux membres
inférieurs, sous forme de sinapismes;
moyens qui triompheront des convulsions, du délire et des autres accidens
graves.

EMPOISONNEMENT PAR L'OPIUM
ET SES COMPOSÉS.

On donne le nom d'opium au suc épaissi qui s'écoule des incisions faites aux tiges et à la capsule d'une espèce de pavot qui croit en Asie, dans l'Arabie, la Perse, etc.

Il sert à composer plusieurs liquides et un extrait, qui jouissent de toutes ses propriétés délétères.

SYMPTÔMES DE L'EMPOISONNEMENT PAR L'OPIUM.

A une dose modérée mais toxique, l'opium détermine de la pesanteur de tête, des vertiges, et cette action hilariante si recherchée des orientaux. Quand cette action n'est pas dépassée, il se ma-

nifeste une excitation générale; la chaleur augmente, les sens s'exaltent, les
sensations les plus agréables, des songes
voluptueux, s'emparent du mangeur
d'opium; ses facultés cérébrales acquièrent plus de vigueur; tout enfin annonce
une excitation générale, mais modérée.
A plus haute dose, l'opium excite de
l'assoupissement, les sens deviennent
obtus, les mouvemens sont lents, les
douleurs s'épuisent et un sommeil profond s'empare du sujet : ce sommeil
fatigue beaucoup les malades, qui se
réveillent brisés et rompus. Quelquefois
le malade a du délire qui le porte à ex-
travaguer, les yeux sont immobiles,
languissans; il y a immobilité et insensibilité parfaites du corps.

Si l'on élève la dose de plus en plus,

le malade tombe dans l'assoupissement, il est insensible à toute stimulation, son visage est pâle, livide, le regard est fixe, la peau est froide, couverte de sueur ; on y remarque des ecchymoses ; l'apoplexie et une espèce d'asphyxie, semblent devoir amener la mort. Le sujet éprouve des convulsions, on a beaucoup de peine à le faire sortir de l'état comateux dans lequel il se trouve ; la respiration s'embarrasse, devient difficile, entrecoupée par des soupirs ; il sort par la bouche et le nez des matières crémeuses ; enfin le réfroidissement, la pâleur graduelle, l'insensibilité la plus absolue, la paralysie, se déclarent peu de temps avant la mort.

TRAITEMENT.

Dans l'empoisonnement par l'opium,
on devra faire vomir le malade avec
deux grains d'émétique, ou bien avec
de dix à vingt-quatre grains de sulfate
de zinc. Il ne faut pas craindre d'employer tous les moyens propres à susci-
ter le vomissement. On fera des affusions sur la tête et même la poitrine du
malade, pour éviter l'assoupissement et
réveiller la sensibilité. On lui donnera à
boire une décoction de noix de galle,
dont l'action est de décomposer l'opium.

Si le poison a été administré en lavement ou appliqué sur une plaie, il est
inutile de recourir aux vomitifs : on lavera celle-ci, on y appliquera une ventouse, et on fera boire au malade des

boissons, accidulées avec le vinaigre ou le jus de citron, une forte infusion de thé ou de café; on pourra lui faire prendre le camphre en potion. On lotionnera le visage et le corps avec l'eau accidulée, ce moyen est d'un grand secours.

Si la face est rouge et si l'assoupissement continue, on fera une forte saignée au malade, on lui appliquera des sangsues derrière les oreilles, des sinapismes aux membres inférieurs; et on continuera les moyens indiqués plus haut.

Dans quelques cas on est obligé de recourir à la respiration artificielle, comme seule ressource à employer pour tâcher de rappeler les malades à la vie.

Pour cette opération, on peut se servir d'une sonde qui pénétrerait dans les voies aériennes, ou bien de la canule d'un soufflet introduit dans une narine, en ayant soin de fermer l'autre. Il faut toujours, dans ces cas, agir avec beaucoup de ménagemens.

L'empoisonnement par les autres préparations d'opium, tels que les laudanum, le sirop, l'extrait aqueux et gommeux, etc., réclament le même traitement.

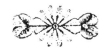

EMPOISONNEMENT PAR LA CIGUE.

Les diverses espèces de ciguë sont toutes vénéneuses.

CARACTÈRES A L'AIDE DESQUELS ON RECONNAIT LES DIVERSES ESPÈCES DE CIGUE.

1° *La ciguë vireuse* est une plante haute de deux à trois pieds, dont les feuilles inférieures sont plus larges que les supérieures : elles sont lancéolées, décomposées, étroites, aiguës et dentées. Les fleurs disposées en ombelles, sont petites, blanches. Les fruits sont globuleux. On rencontre cette plante en Europe, le long des mares et des ruisseaux.

2° *La grande ciguë,* dont la racine est en forme de pivot, a une tige herbacée, haute de trois à cinq pieds, creuse, et marquée de tâches pourpres-vineuses; ses feuilles sont très-grandes, décomposées, les folioles sont étroites, aiguës, d'un vert foncé. Ses fleurs sont blanches, disposées en ombelles à la partie supérieure de la plante. La grande ciguë croît dans les lieux incultes et pierreux de l'Europe; elle fleurit pendant tout l'été.

3° *La petite ciguë, ciguë des jardins, faux persil.* — Cette espèce de ciguë a reçu ce dernier nom à cause de sa ressemblance avec le persil, il est du reste assez difficile de la distinguer lorsqu'elle n'est pas en fleurs. Celles-ci sont très-blanches dans la ciguë, tandis que cel-

les du persil sont d'un jaune verdâtre.
La tige de la petite ciguë est lisse, ou
presque lisse, d'un vert bleuâtre, et celle
du persil est légèrement cannelée et
d'une belle couleur verte. Les feuilles
des deux plantes se ressemblent assez;
cependant on peut parvenir à les distinguer; celles de la petite ciguë sont
d'un vert noirâtre en dessus, et luisantes
en dessous, elles sont divisées trois fois
et les folioles (petites feuilles qui réunies
forment une seule feuille) sont nombreuses, aiguës et incisées; tandis que
dans le persil les feuilles sont deux ou
trois fois divisées, à folioles plus larges,
partagées en trois lobes presque cunéi-
formes, c'est-à-dire plus longs que larges, et se rétrécissant de la base au sommet; elles sont dentées. Ensuite l'odeur

de la petite ciguë est nauséabonde, vireuse, celle du persil au contraire est fortement aromatique et agréable. La petite ciguë se rencontre surtout dans les jardins, les décombres, près des vieux murs et des endroits cultivés ; elle fleurit en juillet (M. Richard).

CARACTÈRES DE L'EMPOISONNEMENT PAR LA CIGUË.

1° *Ciguë vireuse.* — Les tiges et les feuilles de cette espèce de ciguë sont beaucoup moins dangereuses que la racine, quoiqu'elles puissent occasionner des accidens, surtout lorsqu'elles sont fraîches. On a souvent observé des accidens d'empoisonnement , après l'emploi de la racine qui avait été confondue avec celle du panais et d'autres plantes potagères.

Les individus qui sont sous l'influence
de cet empoisonnement éprouvent des
éblouissemens, des vertiges, une soif
ardente, des vomissemens de matières
quelquefois verdâtres, ou seulement
des efforts de vomissemens très-doulou-
reux ; ils se roulent par terre et sont en
proie à des convulsions très-violentes ;
les mâchoires sont serrées, ils ont des
défaillances et quelquefois du délire
avec refroidissement des extrémités du
corps. On a vu fréquemment, à la suite
de l'ingestion de cette substance, le
malade être pris d'attaques d'épilepsie,
compliquées quelquefois d'hémorrhagie
par les oreilles être suivies de la mort.

2° *Grande ciguë*. Cette espèce de ciguë parait être moins active que la précédente ; cependant on a rapporté plu-

sieurs exemples d'empoisonnement par cette plante, et M. le professeur Orfila, après plusieurs expériences, et des observations de cas d'empoisonnement, a conclu que les feuilles fraîches de cette ciguë fournissent, à une certaine époque de l'année, un suc qui jouit de propriétés vénéneuses très-énergiques.

Les symptômes de l'empoisonnement par cette substance sont les mêmes que ceux décrits plus haut pour la ciguë vireuse, mais ils sont moins graves et moins énergiques généralement. Les malades ont surtout des vomissemens. et du délire souvent furieux. Un grenadier après avoir mangé, en Espagne. une soupe dans laquelle on avait mis de la ciguë, eut une violente congestion sanguine au cerveau : la face était bleue.

livide, les extrémités froides, le pouls petit, dur, ne battait que trente fois par minute; il succomba au bout de trois heures, malgré les soins qui lui furent prodigués par M. Haaf, médecin de son régiment. (*Journal de Leroux*. t. xxiii, pag. 107).

5° *Petite ciguë*. On a vu un grand nombre d'empoisonnemens causés par la petite ciguë, sa ressemblance avec le persil l'a fait prendre pour assaisonnement et a ainsi déterminé des accidens graves. Les symptômes consistent surtout dans une chaleur à la gorge, une soif vive, des vomissemens, la respiration est courte, le malade se plaint de maux de tête, et a du délire. (M. *Orfila*.)

TRAITEMENT DE L'EMPOISONNEMENT PAR LES
DIVERSES ESPÈCES DE CIGUË.

Le traitement est le même pour les différentes espèces de ciguë, et il repose entièrement sur celui que j'ai énoncé dans les généralités.

Si l'on suppose le poison depuis peu de temps dans l'estomac, on fera vomir le malade, on lui donnera un purgatif ; si la congestion est existante vers la tête, on le saignera, on appliquera des compresses trempées dans l'eau froide vinaigrée, sur la tête, on lui fera prendre des boissons acidulées, limonade, etc. Un lavement purgatif, et on lui appliquera des sinapismes aux membres inférieurs.

On combattra les accidens de l'inflammation qui suit l'empoisonnement par les moyens déjà indiquées : sangsues, bains, les émollients, etc.

4.

EMPOISONNEMENT PAR LE TABAC.

Le tabac peut donner lieu à des accidens d'empoisonement, pris sous plusieurs formes différentes : soit en infusion, en décoction prises par la bouche ou en lavement ; soit en poudre ou en extrait appliqué sur la surface d'une plaie, ou sur la peau privée de son épiderme ; ou bien encore lorsqu'on le fume en feuilles.

Toutes les personnes qui fument peuvent se rappeler, surtout lorsqu'elles commençaient, ce malaise général qu'on éprouve, accompagné de maux de tête, de vertiges, d'envies de vomir et même de vomissemens, de coliques suivies de plusieurs selles ; on sent une

sueur froide qui monte au visage qui
est lui-même altéré, pâle, défait, les
oreilles vous tintent.

Ces symptômes disparaissent ordinairement bientôt après les vomissemens, ou bien à la suite d'une boisson
un peu stimulante.

TRAITEMENT.

Les lotions froides, un lavement purgatif, une infusion de café, sont des
moyens qui suffisent ordinairement
pour faire disparaître les accidens causés par le tabac. Dans le cas où le narcotisme continuerait, c'est-à-dire pesanteur à la tête, vertiges, etc., l'on
pourrait appliquer des sinapismes aux
pieds, faire une saignée; ces moyens ne

tarderaient pas à rendre au malade sa
connaissance parfaite. On devra pendant quelque temps observer la diète
et boire des tisanes émollientes ou acidulées.

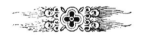

EMPOISONNEMENT PAR LES CHAMPIGNONS.

───◦❋◦───

CARACTÈRES GÉNÉRAUX DES CHAMPIGNONS.

Les champignons n'appartiennent pas au règne animal comme certains auteurs l'ont annoncé, mais ils appartiennent au règne végétal et doivent être considérés comme les êtres les plus imparfaits, ou plutôt comme ceux dont l'organisation est la moins compliquée. En effet, les champignons sont des masses de tissu cellulaire diversement configurées; ils étonnent l'œil par la variété de leurs couleurs et de leurs formes. Tantôt ils se présentent sous forme de tubercules à peine perceptibles à l'œil nu, tantôt sous celle de longs filamens grêles et déliés, qui recouvrent les corps organisés en état de décomposition; d'autres fois ils sont entièrement globuleux, ou bien offrent l'aspect de branches de corail ramifiées ou de parasols bombés à leur face supérieure, plus rarement concaves, recouverts inférieurement de lames perpendiculaires et rayonnantes, de tubes, ou de plis, etc. Cette partie supérieure du champignon est appelée le chapeau, et le pied qui le supporte a reçu le nom de stipe ou pédicule.

Les champignons, surtout ceux qui sont charnus, croissent avec une extrême rapidité. Assez souvent le champignon est renfermé avant son développement, dans une bourse close de toutes parts et qui se rompt irrégulièrement pour le laisser sortir; on lui donne le nom de *volva*. Dans un grand nombre d'espèces, la face inférieure du chapeau est recouverte d'une membrane qui s'attache, d'une part, à toute la circonférence de cet organe, et de l'autre, au sommet de la tige que l'on appelle *stipe*. Cette membrane, qui finit par se déchirer, laisse autour du stipe un lambeau circulaire, souvent découpé et frangé, et auquel on a donné le nom *d'anneau* ou de *collier*. Les sporules ou organes de la reproduction se présentent ordinairement sous forme d'une poussière très-fine dont les grains sont renfermés dans de petites capsules membraneuses (*thèques*), qui, par leur réunion, forment une membrane (*hymenium*) diversement repliée, laquelle recouvre toute

la surface ou une partie seulement de
la surface du champignon. Cette organisation quoique très-variée, offre néanmoins plusieurs particularités qui dis-
tinguent nettement les champignons
des autres plantes agames. Ils diffèrent
essentiellement des deux familles qui
s'en rapprochent le plus, savoir : les *li-*
chens et les *algues*, par l'absence complète de toute espèce de fronde ou de
croûte portant les organes de la fructi-
fication.

Les champignons se plaisent généralement dans les lieux ombragés et humides; ils croissent tantôt sur la terre,
tantôt sur d'autres végétaux, quelquefois enfin sur des corps organisés, en
état de décomposition. Il y en a dont
la substance est molle et charnue, c'est

parmi ceux-ci que l'on trouve les espèces comestibles et vénéneuses. D'autres
sont durs, coriaces et comme subéreux;
enfin dans quelques espèces , leur con-
sistance approche celle du bois.

Je ne m'occuperai ici que des caractères à l'aide desquels on reconnaîtra
les champignons vénéneux; les autres
espèces n'entrant pas dans le plan de
cet ouvrage.

CARACTÈRES A L'AIDE DESQUELS ON RECONNAÎTRA LES CHAMPIGNONS VÉNÉNEUX.

2° *Espèce à pédicule central, pourvu
d'un anneau ou collier.*

Agaric Annulaire. M. Paulet désigne
ce champignon sous le nom de *tête de
Méduse*, il croît en automne, dans les
bois, par touffes ou groupes, composés

quelquefois de 40 ou 50 individus. Il est d'une couleur fauve roussâtre, son pédicule est cylindrique, charnu, de trois à quatre pouces de hauteur, écailleux dans sa partie supérieure, qui est garnie d'un collier annulaire et concave. Son chapeau est convexe, mamelonné à son centre, large d'environ trois pouces, un peu écailleux, ses lames d'abord blanches, deviennent légèrement brunâtres : elles sont inégales. Ce champignon est fort dangereux, et a quelquefois donné lieu à des accidens funestes.

2° *Espèce à pédicule central dépourvu de collier.*

Agaric de l'olivier. — Cette espèce qui croît dans la région des oliviers est désignée communément sous le nom *d'oreille de l'olivier.* Sa couleur est

rousse dorée très-vive, il forme des touffes souvent implantées sur les racines
de l'olivier et de quelques autres arbres.
Son pédicule est court et un peu arqué
est presque toujours légèrement excen-
trique. Les lames du chapeau sont dé-
currentes sur le pédicule. Sa chair est
dure et filandreuse, sa saveur peu agréable. Il est fort important de distinguer
cette espèce que M. de Candolle assure
être très-vénéneuse : c'est aussi l'observation de M. Delille, professeur à Montpellier, qui a publié dernièrement une
dissertation sur la phosphorescence de
ce champignon.

Agaric brûlant. — Ce champignon
est d'une teinte jaune, terne ou brunâ-
tre. Son pédicule est cylindrique, gla-
bre, long de cinq à six pouces, légère-

ment strié dans sa partie supérieure et velu inférieurement. Son chapeau d'abord convexe, devient un peu concave ; sa largeur est d'environ deux pouces ; ses lames sont inégales entre elles, et d'une couleur brune plus foncée que celle des autres parties. Il croît ordinairement par touffes dans les bois humides, et principalement sur les feuilles mortes ; sa saveur, âcre et brûlante, est un indice de ses propriétés vénéneuses.

3° *Espèces à pédicule central, laissant écouler un suc blanc et laiteux quand on les entame.*

Les espèces réunies dans cette section sont généralement désignées sous la dénomination de *lactaires*, à cause du suc blanc et laiteux, quelquefois jaune ou rougeâtre, qui s'en écoule, lorsqu'on les casse ou qu'on les entame. Elles sont toutes plus ou moins suspectes ; d'une saveur âcre et poivrée. Cependant plusieurs espèces comestibles appartiennent à cette section ; on doit avoir la précaution de les laisser tremper dans le vinaigre coupé avec de l'eau, avant de s'en servir.

Agaric caustique. — Le chapeau de ce champignon est d'une jolie couleur rouge, il est convexe, à l'exception de son centre qui est légèrement concave ; il est marqué de lignes un peu plus foncées. Ses feuillets, inégaux et rougeâtres, sont adhérens au pédicule ; celui-ci est jaunâtre, haut de un à deux pouces, cylindrique et plein dans son intérieur. Ce champignon est assez commun dans les bois ; son suc est jaunâtre et caustique.

Agaric meurtrier. — On l'appelle vulgairement *morton*, *raffoule*, *morton zone*, etc. Il est d'un brun rongeâtre ; son pédicule ayant deux à trois pouces de hauteur, est cylindrique, et porte un chapeau convexe, légèrement concave à son centre, assez souvent marqué de zônes concentriques, et recouvert, dans sa jeunesse de petites pellicules d'une teinte plus foncée. La circonférence du chapeau est légèrement roulée en dessous ; ses feuillets sont inégaux. On trouve ce champignon, qui est très-vénéneux, dans les bois, vers la fin de l'été et en automne. Le suc blanc qui s'en écoule, lorsqu'on le casse, est extrêmement âcre et caustique.

4° Espèces à pédicule latéral.

Agaric styptique. — Cette espèce est

d'une teinte jaune fauve plus ou moins intense; son pédicule s'insère latéralement et à la circonférence du chapeau ; il est conique, long de huit à dix lignes ; son chapeau est hémisphérique et a quelque ressemblance pour sa forme avec une oreille humaine ; son plus grand diamètre d'environ un pouce ; ses feuillets sont égaux, et se détachent facilement de la chair du chapeau. Ce champignon dont la chair est âcre et astringente, croît sur les vieux troncs d'arbres.

Espèce du genre amanite.

Les espèces de ce genre doivent être distinguées, car il renferme les champignons les plus délétères, et ceux qui par leur saveur agréable se font le plus rechercher.

Amanite fausse oronge. — La fausse oronge a la plus grande ressemblance pour le port et la couleur avec l'oronge vraie qui n'est pas vénéneuse ; mais cependant on peut l'en distinguer par les caractères suivants : son volva n'est jamais complet, c'est-à-dire qu'il ne recouvre pas le champignon en totalité ; son chapeau est marqué de taches jaunâtres et irrégulières ; ses lames et son pédicule sont blancs et jamais jaunes comme dans l'oronge vraie. Cette espèce abonde en automne dans nos bois, elle est fort vénéneuse.

Amanite vénéneuse. — Les caractères de cette espèce consistent en un pédicule de trois à quatre pouces de hauteur, bulbeux et renflé à sa base, qui est environnée d'un volva, dans lequel le chapeau est d'abord renfermé : ce chapeau est convexe, ordinairement parsemé de plaques écailleuses, le collier est membraneux, souvent rabattu.

On distingue trois variétés principales dans cette espèce, savoir :

1° L'amanite bulbeuse blanche, ou *oronge ciguë blanche* de Paulet. Elle est entièrement blanche dans toutes ses parties.

2° L'amanite sulfurine, ou *oronge ciguë jaunâtre* de Paulet. Le chapeau de cette variété est d'un jaune citron, ainsi que son collier ; le pédicule est long de trois à quatre pouces ; le chapeau marqué de taches brunes. Elle est fort commune dans les bois sombres et humides.

3° L'amanite verdâtre ou *oronge ciguë*

5

verte de Paulet. Son chapeau, d'un vert foncé, est quelquefois lisse et sans tâches écailleuses. Cette variété est plus grande que les deux précédentes. Elle croît en automne dans les lieux ombragés.

Cette espèce, dont la saveur est âcre et nauséabonde, est une des plus importantes à connaître, à cause de sa ressemblance avec le champignon de couche. Il paraît même que c'est celle qui a donné lieu au plus grand nombre d'empoisonnemens causés par l'usage des champignons, à cause des méprises qui ont été faites, en la prenant pour le champignon ordinaire ; mais on évitera cette erreur en remarquant que l'amanite vénéneuse a toujours le pédicule bulbeux, environné à sa base par une bourse, et ayant la face supérieure de son chapeau garnie de plaques écailleuses, ce qui n'a pas lieu dans les champignons ordinaires.

C'est à ce genre amanite vénéneuse que l'on doit rapporter plusieurs espèces qui n'ont été indiquées que par M. Paulet dans son *traité des champignons*, sous le nom générique *d'hypophyllum*, et qui en partagent toutes les qualifés délétères, ce sont :

1° *L'oronge-croix-de-Malte*, dont le chapeau se fond en plusieurs lobes rayonnants :

2° *L'oronge-souris.*

3° *L'oronge peaucière de Picardie.*

4° *L'oronge dartreuse.*

5° *L'oronge blanche ou citronnée.*

6° *L'oronge à pointes de trois-quarts.*

7° *L'oronge à râpe.* (Dict. de méd. art. champ. de M. Richard).

❦

CARACTÈRES PROPRES A DISTINGUER LES CHAMPIGNONS VÉNÉNEUX DES CHAMPIGNONS COMESTIBLES.

Les sens de l'odorat et du goût sont des guides que l'on peut suivre avec quelque sécurité dans la distinction des espèces de champignons. Ainsi l'on doit rejeter généralement, au moins comme suspects, celles qui ont une odeur vireuse et fétide, celles dont la saveur est âcre, amère, ou très-acide, astringente, fade ou nauséeuse, et ceux qui occasionnent, quand on les mâche et qu'on les avale, une sorte de contriction au gosier. Il est inutile de prévenir que l'on ne doit, en aucun cas, employer comme alimens les champignons dont la chair est très-coriace, subéreuse ou ligneuse, non pas que cette qualité leur imprime virtuellement des propriétés délétères, mais parce qu'ils sont alors fort indigestes. Il faut également se défier des espèces qui croissent dans les lieux ombragés et très-humides; dans les cavernes, sur les troncs d'arbres pourris, ou sur des substances animales en état de fermentation putride; tandis qu'au contraire, les espèces les plus saines sont celles que l'on receuille sur la lisière des bois, dans les haies et les buissons, sur les pelouses et dans les prés secs bien exposés au soleil. On doit encore rejeter les espèces dont la chair est molle, aqueuse, et se décompose facilement, celles qui changent de couleur, et surtout ceux qui prennent une teinte bleue quand on les casse. Il en est de même des espèces qui laissent écouler un suc laiteux, d'une saveur âcre et styptique, quoique cependant il y ait dans ce genre quelques espèces qui ne sont pas dangereuses.

Les champignons reconnus comme alimentaires peuvent perdre ce caractère dans quelques circonstances, et devenir plus ou moins pernicieux ; c'est ce qui arrive, par exemple, lorsqu'on les récolte trop tard, et qu'ils ont déjà subi un commencement de décomposition, ou lorsqu'ils se sont développés dans les lieux trop humides. Il est donc important de saisir le temps opportun pour en faire la récolte : or, ce temps est l'époque où le champignon n'est point encore parvenu au dernier degré de son développement; car c'est alors le moment où sa saveur est plus agréable, et sa chair plus tendre et plus facile à digérer.

PRÉCAUTIONS A PRENDRE DANS L'USAGE DES CHAMPIGNONS COMME SUBSTANCES ALIMENTAIRES.

Lorsqu'on fait usage de champignons dont on est pas entièrement sûr, on doit prendre quelques précautions qui en diminuent le danger. Ainsi, on a remarqué que le vinaigre dissout le principe vénéneux de l'amanite bulbeuse et de la fausse oronge; de sorte que l'on a pu faire usage de ces espèces sans aucun inconvénient, après qu'elles avaient séjourné pendant quelque temps dans l'eau fortement vinaigrée. Il est donc nécessaire de tenir quelque tems dans l'eau acidulée les champignons dont on pourrait suspecter la nature. Mais on doit, après cette opération, rejeter soigneusement cette eau, qui contient alors le principe délétère de ces végétaux. (*Dict. de méd.*)

SYMPTÔMES QUE PRÉSENTENT LES INDIVIDUS VICTIMES DE L'EMPOISONNEMENT PAR LES CHAMPIGNONS.

On doit bien penser que ces symptômes doivent varier suivant la disposition des individus et la quantité de champignon ingérée dans l'estomac.

Ordinairement les symptômes ne se développent guère avant les dix ou quinze heures qui suivent le repas, plus ou moins ; le malade se plaint alors d'un malaise général, de maux de tête, d'envies de vomir, de coliques violentes, suivies de selles, le ventre est sensible ; il éprouve des tranchées et des vomissemens, des défaillances, une soif vive, des crampes, sa figure est crispée ; il a des rapports d'une odeur désagréable et paraît suffoqué. Les symptômes varient d'intensité, selon les propriétés plus ou moins vénéneuses des champignons ingérés : ainsi on a vu des malades en proie à des douleurs beaucoup plus vives, des convulsions violentes ; ils avaient les yeux éteints, le cœur battait à peine, les mâchoires étaient ser-

5.

rées, etc. Dans d'autres cas, il n'y a pas de douleurs vives, le malade est dans un état de stupeur et d'anéantissement semblable à celui que l'on rencontre dans l'empoisonnement par l'opium et toutes les substances narcotiques. On a remarqué que ce symptôme et les con-vulsions, se présentaient plus souvent chez les enfans. Il est des sujets qui, dans cet empoisonnement, éprouvent tous les symptômes du choléra-morbus; ils ont des crampes, des vomissemens, de la stupeur, etc.

Si l'on ne vient pas porter les remè-des convenables pour calmer ces acci-dens, ils continuent, s'aggravent, et le malade meurt au milieu des souffran-ces les plus vives.

TRAITEMENT.

Si les champignons n'ont pas encore été digérés, on fera vomir le malade à l'aide des moyens ordinaires : émétiques, châtouillement de la luette, etc. On lui prescrira aussi des potions et des lavemens purgatifs. Ainsi, on lui donnera, toutes les demi-heures, une cuillerée à bouche de la potion suivante :

℞ Huile de ricin............ 1 once.

Sirop de fleurs de pêcher. 1 once 1/2.

et un lavement composé de

℞ Casse brisée.............. 2 onces.

Séné mondé............... 1/2 gros.

Sulfate de magnésie..... 1/2 once.

Eau...................... 2 livres.

On pourra répéter ce lavement deux ou trois fois, jusqu'à effet purgatif.

On a préconisé tour-à-tour pour antidote de ce poison, le vinaigre, le sel, l'éther, etc. ; mais l'efficacité de ces moyens n'est pas encore prouvé d'une manière satisfaisante ; on pourra cependant en faire usage avec précaution, en attendant des secours mieux dirigés. Ainsi, le vinaigre, l'éther, etc., ayant la propriété de dissoudre le principe vénéneux qui existe dans les champignons, ces substances, prises en trop grande quantité dans ce cas, seraient très-nuisibles, en ce qu'elles favoriseraient l'absorption du poison.

Le malade sera ensuite soumis au traitement de l'inflammation ; on le saignera, on lui appliquera des sangsues, des cataplasmes, des sinapismes ; on lui fera prendre des tisanes adoucissantes, etc. On pourra joindre, avec avantage, à ce traitement, l'usage des antispasmodiques, la teinture de canelle, l'acide nitrique alcoolisé, etc.; surtout lorsqu'il n'existe pas d'inflammation vive à l'estomac ; dans le cas contraire, on devra s'en abstenir.

EMPOISONNEMENT PAR LA BELLADONE.

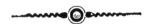

La belladone est une plante herbacée, qui croît dans toutes les parties de l'Europe, on la rencontre dans les bois, sur le bord des chemins, etc. Elle est haute de trois à quatre pieds ; ses feuilles sont grandes, ovales, d'un vert foncé ; ses fleurs sont isolées et se présentent dans l'aisselle des feuilles, elles sont d'une couleur pourpre obscur. Il leur succède des fruits charnus, d'abord verts, ensuite rougeâtres lorsqu'ils sont parvenus à leur maturité, et ayant la grosseur d'une cerise.

Toutes les parties de cette plante sont

susceptibles de causer l'empoisonnement; cependant dans les observations
rapportées par les auteurs, l'ingestion
de ses fruits était seule cause des accidens; en effet, ceux-ci comme je l'ai indiqué plus haut, lorsqu'ils sont arrivés
à une maturité parfaite, se présentent
sous une forme arrondie, de la grosseur
et de la couleur des cerises ou des gui-
gnes, d'une saveur douce, un peu fade
mais nullement désagréable, ce qui en-
gage à en manger quand on est tour-
menté par la soif.

La racine de cette plante est un poison très-violent, ainsi que ses feuilles ;
elles laissent échapper en se desséchant,
des principes volatils qui agissent fortement sur l'appareil de l'odorat et causent
de violens maux de tête, accompagnés

de vertiges. Les individus qui séjournent quelques instans dans un endroit où se trouvent une certaine quantité de ces feuilles, éprouvent une sorte d'ivresse.

L'empoisonnement par suite de l'ingestion des baies ou fruits de belladone étant le plus fréquent, c'est de celui-ci que je vais faire mention dans cet article ; les symptômes que présentent les malades et le traitement qu'ils réclament, sont du reste les mêmes pour les différens cas.

SYMPTÔMES DE L'EMPOISONNEMENT PAR LA BELLADONE.

La quantité de fruits susceptible de donner lieu à des accidens, est variable, ordinairement on peut en avaler deux ou trois sans craindre d'accidens fâcheux; mais si l'on en mange une certaine quantité, il se manifeste alors les symptômes suivans : sécheresse de la bouche et du gosier, grande soif, envie de vomir et quelquefois vomissemens, douleurs de tête, vertiges, la face rouge, gonflée ; les yeux sont étincelans, hagards, furieux ; ou bien le regard est hébêté, fixe; la vue est éteinte ou presque éteinte, les yeux restent insensibles à l'éclat de la lumière. Les malades ont du délire, ordinairement gai qui leur fait faire des extravagances ; ils sont en proie à une loquacité intarissable, à des rires immodérés, ou bien dans quelques cas, comme dans l'observation de M. E. Gaultier de Claubry, relative à cent cin-

quante soldats, il y a perte de la voix
ou articulation pénible des sons. Le
délire n'est pas toujours gai, M. Bou-
cher dit, dans une observation qu'il rapporte (anc. jour. de Méd., tom. XXIV)
qu'un enfant à la suite de l'ingestion
des fruits de belladone, fut pris de convulsions et de fureur qu'on avait peine
à contenir. Murray parle de quatre enfans empoisonnés qui, en moins d'une
demi-heure, furent pris d'un délire gai
et peu après de mouvemens convulsifs.
L'un d'eux tomba dans un délire furieux
avec grincemens de dents : la fureur
continua même après le vomissement.
(Appar. méd.)

Les malades ont aussi quelquefois
des convulsions partielles ou générales,
ou bien de la faiblesse, un abattement

extrême, ils ont de la peine à se tenir debout ; il se manifeste aussi chez eux des mouvemens continuels des mains et des doigts.

Tous ces symptômes n'ont pas lieu constamment, et n'existent pas non plus avec la même intensité.

Souvent les accidens qui suivent l'empoisonnement par cette substance, ne sont pas suivis de la mort ; au bout de quelques jours, les malades ne ressentent plus de ses effets toxiques, que de la fièvre, des malaises ; ou bien quelquefois les suites sont beaucoup plus graves, si le cerveau a été violemment attaqué, ils restent dans un état d'idiotisme complet, et conservent de la paralysie dans une ou plusieurs parties ; ou bien encore la perte de la vue

et les vestiges persistent pendant un
temps plus ou moins long.

Plusieurs observations fournissent
cependant l'exemple d'une terminaison
funeste, arrivée par les progrès des accidens cérébraux.

TRAITEMENT.

Le traitement de l'empoisonnement
par la belladone, est le même que celui
des autres substances marcotico-âcres,
telles que la ciguë, le tabac, etc. On
commencera par faire vomir le malade
avec l'émétique á la dose de quelques
grains, ainsi que pour les cas précédens ; ensuite on lui administrera des
lavemens purgatifs , pour débarasser

l'intestin des restes de poison qu'il pourrait contenir. On combattra les accidens cérébraux par la saignée, les sangsues, les sinapismes aux extrémités du corps. On fera prendre des boissons acidules, limonade, etc., la décoction de café, pour remédier à la stupeur. Enfin, on pourra employer les bains entiers, frais ou tièdes, contre le délire et les autres accidens nerveux.

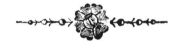

EMPOISONNEMENT PAR LES MOUCHES CANTHARIDES.

———

On donne le nom de cantharides à des insectes longs de six à huit lignes, dont la tête est grosse, triangulaire, et d'une belle couleur verte cuivrée.

On rencontre surtout cet insecte sur les lilas et les frênes, quelquefois sur le chèvre-feuille, le sureau, l'orme. On reconnaît facilement les lieux qu'il habite, à une odeur forte et désagréable qu'il exhale et qui se répand à une assez grande distance. On en rencontre en France, mais l'Espagne et l'Italie en renferment une plus grande quantité, dont les propriétés sont aussi plus actives.

Avec cet insecte on prépare des poudres, des teintures, des pommades, etc. qui sont autant de substances capables de déterminer des accidens d'empoisonnement.

C'est un poison irritant très-énergique qui, appliqué sur la peau ou ingéré dans l'estomac, peut donner lieu à des accidens excessivement graves, ses effets délétères se manifestent surtout du côté des voies urinaires.

SYMPTOMES.

Les symptômes que présentent les sujets victimes de cet empoisonnement sont les suivans : le malade à l'haleine

fétide, des envies de vomir, des vomissemens, des selles abondantes, quelquefois mêlées de sang ; il éprouve des
douleurs très-vives dans les reins, le
creux de l'estomac, le bas-ventre, il est
en proie à des besoins fréquens d'uri-
ner, qu'il ne peut satisfaire, ou si l'urine
s'écoule, c'est seulement goutte à goutte
et avec des douleurs très-vives le long
du canal de l'urètre ; quelquefois pisse-
ment de sang abondant, priapisme continuel et douloureux ; le visage est pâle,
hébêté, les extrémités du corps se re-
froidissent ; le malade a des vertiges,
des défaillances ; il est en proie à une
agitation extrême, il a du délire, des
convulsions, une horreur pour les liquides ; ces accidens sont souvent suivis de la mort.

TRAITEMENT.

Le traitement de l'empoisonnement par les mouches cantharides, diffère selon qu'elles auront été introduites dans l'estomac ou bien appliquées seulement sur la peau.

Dans le premier cas, on fera vomir le malade en lui donnant de l'eau tiède en grande quantité, on lui fera boire des tisanes émollientes, mucilagineuses, l'eau de guimauve, de graine de lin, etc. On injectera dans la vessie des liquides de même nature, ainsi que des lavemens d'eau de son, de mauve, etc.

Dans le cas où l'empoisonnement a eu lieu par la peau, on ne cherchera pas à faire vomir le malade, mais on emploiera les autres moyens indiqués

6

ci-dessus. On le baignera, on lui fera des frictions sur les parties internes des cuisses et des jambes , avec· de l'huile camphrée, ainsi que sur tous les points douloureux, où l'on pourra aussi appliquer des sangsues, des cataplasmes émolliens, etc. Ces moyens associés à l'emploi du lait, de l'émulsion d'amandes, d'une solution de gomme arabique, etc., seront employés dans les deux espèces d'empoisonnement.

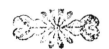

EMPOISONNEMENT PAR LES MOULES.

Les moules ainsi que d'autres coquil-
lages dont on se sert comme alimens.
donnent lieu, quelquefois, à tous les
symptômes de l'empoisonnement. Un
préjugé vulgaire qui existe encore, attribue ces accidens à la présence de
petits animaux appelés *crabes,* qui se
trouvent dans les moules, surtout en
hiver. Plusieurs auteurs pensent, au
contraire, que ces accidens dépendent
d'une altération putride, semblable à
celle que subissent certains poisons ;
d'autres, à une certaine disposition des
individus qui ne peuvent en manger
une seule fois, sans être indisposés. En-

fin, on a pensé que les accidens pou-
vaient tenir aux altérations qu'elles
peuvent éprouver pendant leur cuisson
dans des vases de cuivre, qui se trouvent modifiés par leur présence. *La-
mouroux* les croit produits par une
matière nuisible que l'on appelle *crasse,*
et qui forme souvent une écume jaunâtre à la surface de la mer.

Dans un cas d'empoisonnement par
les moules, rapporté par M. Bédor, il
parut tenir aux particules cuivreuses
que contenaient ces animaux. Ils avaient
été arrachés de la quille d'un vieux
navire doublé en cuivre. On les avait
vendus sur le marché; presque tous
les habitans qui en mangèrent, furent
pris de symptômes d'empoisonnement.
M. *Bouchardat* s'est assuré que les mou-

les, même lorsqu'elles n'ont pas été cuites dans des vases de cuivre, en renfermaient une quantité très notable. (*Gazette médicale*, 1835; M. *Bédor*, 1837.)

SYMPTOMES.

La mort est rarement le résultat des accidens causés par l'ingestion des moules; ordinairement le malade se plaint plus ou moins de temps après le repas, de pesanteur au creux de l'estomac; il a des envies de vomir, des vomissemens; sa respiration se fait mal, elle est comme convulsive; la peau de tout le corps est le siège d'une vive démangeaison qui est insupportable, accompagnée de gonflement et d'une éruption de petits boutons, ou de larges plaques rouges qui disparaissent assez facilement.

TRAITEMENT.

On devra faire vomir le malade, lui donner des lavemens, afin de débarasser les intestins. On lui prescrira une potion avec l'éther ou l'alcool, une certaine quantité de rhum, d'eau-de-vie ou d'eau vinaigrée. Il boira de la limonade au citron, ou toute autre tisane acide.

On combattra l'inflammation qui pourrait survenir par les moyens ordinaires, cataplasmes, bains, sangsues, etc.

Les autres poissons susceptibles de donner lieu à des accidens d'empoisonnement, réclament le même traitement.

EMPOISONNEMENT PAR LE VERRE.

Beaucoup de personnes considèrent le verre en poudre comme une substance essentiellement vénéneuse ; sa seule action est d'irriter mécaniquement les parois de l'intestin. Plusieurs auteurs ont cité des exemples de morts subites causées par l'ingestion de verre pilé. Dans ces cas, qui sont du reste fort rares, les fragmens de verre blessent les parois de l'estomac, et déterminent des accidens inflammatoires. S'il se présentait un cas semblable, et si l'on avait lieu de croire que les morceaux sont assez considérables, on ferait manger au malade une grande quantité de pommes de terre, de haricots, de poids, de choux, de mie de pain, ou de tout autre aliment féculant, afin d'envelopper le poison ; on pourrait ensuite faire vomir le malade à l'aide d'huile, ou bien laisser cheminer lentement ce corps étranger dans les voies nutritives.

Dans le cas ou le verre serait en poudre, on pourrait donner de suite un vomitif, sans faire manger le malade.

On prescrira des boissons adoucissantes, des applications de sangsues, de cataplasmes sur les points douloureux, des bains, etc., pour calmer l'irritation inflammatoire qui pourrait survenir.

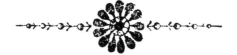

EMPOISONNEMENT LENT.

Les poisons les plus actifs introduits dans l'estomac à une dose médiocre, mais longtemps continuée, peuvent donner lieu à une série d'accidens ou d'incommodités, d'abord assez légères, et qui, alors ne réclament pas de suite les conseils du médecin ; mais si comme je l'ai dit leur emploi est continué pendant assez de temps, les accidens les plus fâcheux se déclarent et peuvent occasionner la mort, ainsi que j'en ai cité l'exemple au sujet de l'acide acétique affaibli (*vinaigre*). Ces effets réunis se désignent sous le nom d'empoisonnement lent. Le malade se plaint de

6.

douleurs plus ou moins vives au creux de l'estomac, de vomissemens, ses digestions se dérangent, il maigrit ; enfin, il présente tous les symptômes de la maladie connue sous le nom de gastrite. Le traitement employé pour combattre ces accidens est le même que celui de la gastrite ; il devra être très-adoucissant, le régime le plus sévère devra être suivi pendant longtemps si l'on ne veut pas voir le malade tomber de nouveau dans l'épuisement, et détruire la guérison qui commence à s'opérer.

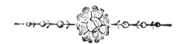

DEUXIÈME PARTIE.

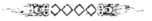

Des Piqûres et des Morsures vénimeuses.

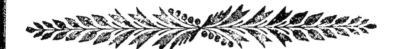

DES PIQUES

ET

DES MORSURES D'ANIMAUX,

SUSCEPTIBLES DE DONNER LIEU

A DES ACCIDENS PLUS OU MOINS GRAVES.

PIQURES D'ABEILLES, DE GUÊPES ET DES BOURDONS.

Les abeilles, les guêpes et les bourdons vivent réunis en sociétés plus ou moins nombreuses, composées de mâles, de femelles et de mulets. Les indi-

vidus de ces deux dernières sortes, sont
seuls armés d'un aiguillon caché et ré-
tractil, formé de trois pièces distinctes,
savoir : un fourreau résultant de l'ac-
collement de deux gouttières et deux
lames aiguës, mobiles l'une sur l'autre,
munies en dehors de dentelures cro-
chues, qui se dirigent obliquement de
la pointe à la base de l'aiguillon, et
creusées d'une rainure sur leur face interne. Cette double rainure complète
un canal qui existe dans toute la longueur de l'aiguillon : vers la base de
celui-ci, les lames s'écartent en diver-
geant et vont se fixer à des écailles, au
moyen desquelles le mouvement leur
est transmis. L'étui est enveloppé dans
sa partie adhérente par un muscle très
fort. C'est dans cet endroit que vient se

terminer le conduit de la vésicule du venin : celle-ci, qui est l'aboutissant commun des canaux tortueux ou s'élabore ce fluide, paraît douée de contractilité ; car, arrachée avec l'aiguillon, elle peut encore en faire jaillir le liquide qui y est contenu, avec une certaine force. Cet appareil offre quelques différences, selon les espèces ou les individus. Ainsi, l'aiguillon est plus fort chez les guêpes que chez les abeilles ; il est denté et crénelé comme une scie chez les frélons ; la vésicule est aussi moins grande chez les abeilles, à l'exception de la reine qui l'a plus développée que les ouvrières. La liqueur qu'elle contient est limpide, incolore, elle se coagule à l'air, jouit d'un goût acerbe d'abord, puis qui devient de plus en plus

âcre, s'étend à toute la bouche en s'ac-
compagnant de chaleur, et excite la
salivation. Si on l'introduit sous la peau
à l'aide d'une aiguille, elle détermine
les mêmes accidens que ceux qui suivent la piqûre de l'insecte lui-même. Il
faut donc attribuer la douleur que l'on
ressent à l'introduction du venin plutôt qu'à la blessure elle-même. Les accidens varient beaucoup suivant la disposition de l'insecte, qui peut avoir sa
vésicule de venin vide ou presque vide;
ainsi qu'à celle du sujet blessé et à la
nature de la partie atteinte, et peut-
être même aux circonstances atmosphé-
riques; ainsi que quelques exemples
tirés des journaux et des livres de médecine semblent le prouver.

On rapporte dans la *Gazette de Santé*

l'observation d'un jardinier de Nancy, qui ayant mordu dans une pomme où s'était retirée une guêpe, fut piqué près du voile du palais, et périt suffoqué en quelques heures. Un villageois d'une trentaine d'années, travaillant dans son jardin vers le mois d'avril, fut piqué par une abeille, un peu au-dessus du sourcil; il tomba aussitôt, et mourut quelques instans après; son visage se gonfla, et après sa mort il eut un saignement de nez très-violent. Deux fois il avait été blessé par ces animaux qu'il redoutait beaucoup, et à chacune d'elle il était tombé en syncope. (*Journal de médecine*, 1765). Fabrice de Hilden, (*Cent. IV, obs.* 80), rapporte que chez un sujet piqué au visage, il survint une inflammation très-violente qui se termina par la gangrène. Le même auteur cite l'observation d'une dame (*obs.* 79), qui, à la suite d'une pipûre à la main droite, éprouva une douleur cruelle, et vit se développer une inflammation des plus vives, avec fièvre, délire, vomissemens de bile, etc. Il fait observer que la chaleur était forte et le sujet d'un tempérament sanguin très-prononcé.

On lit dans les *Archives de médecine*, l'observation d'un homme qui, ayant été piqué par une abeille, à deux pouces environ au-dessus de l'angle externe de l'œil, ressentit peu après un tremblement qui agita toutes les parties de son corps, et qui fut suivi d'une légère raideur dans la partie postérieure du cou, avec gène de la respiration et de la parole, resserrement

douloureux au creux de l'estomac.
Bientôt, contractions des membres inférieurs, sueurs froides inondant le
visage et les bras ; faiblesse générale,
puis efforts violens et vomissemens
spontanés, qui dissipèrent tous ces
symptômes alarmans.

Malgré les observations rapportées
plus haut de morts presque instanta-
nées, il arrive rarement des accidens
graves à la suite d'une seule pipûre ;
mais il n'est pas rare de la voir arriver
à la suite d'un nombre de blessures
considérables, comme cela pourrait arriver si l'on se trouvait assailli par tout
un essaim ; témoin l'exemple de cette
jument attachée à un buisson isolé
dans les champs, qui fit sortir, par ses
mouvemens continuels, un essaim de

guêpes placé dans ce buisson, elles se jetèrent sur elle, et la firent périr sur place, ainsi que son poulain, âgé de trois mois.

TRAITEMENT.

Le plus souvent les accidens qui suivent la piqûre de ces animaux offrent peu de gravité. La douleur et le gonflement se dissipent souvent d'eux-mêmes. Cependant, l'on pourra hâter cette résolution avec des lotions d'eau salée, d'urine, d'eau de Goulard, d'un mélange de deux parties d'huile d'amandes douces sur une d'ammoniaque liquide. On s'est servi avec succès de chaux vive, dont on frotte toutes les parties malades ; chez un homme qui avait été fort maltraité par les abeilles d'une ruche, dont il retirait le miel, ce moyen fut employé et réussit complètement. L'auteur de cette observation disait avoir été témoin pendant quinze ans, des succès obtenus dans les Indes à l'aide de cette méthode. (*Gazette d'agriculture.*)

A la suite des piqûres, il est une circonstance particulière qui ne doit pas être négligée : l'aiguillon des guêpes et des abeilles est très flexible, et, d'après la disposition et la direction des dentelures dont il est muni, la plaie qu'il produit est en zig-zag. Si l'on ne chasse pas l'insecte brusquement, il se dégage peu-à-peu ; si le contraire arrive, les efforts qu'il fait pour abandonner la plaie, ont pour résultat de déterminer l'arrachement de l'organe, qui reste accroché dans la peau, retenant avec lui la petite vésicule de venin. Il faut alors se hâter de couper ce qui se trouve en dehors de la plaie, en évitant de comprimer la vésicule, qui laisserait écouler le liquide qui la remplissait.

Une fois sa provision de venin épuisée, l'insecte ne cherche plus à se servir de ses armes; c'est du moins ce qui résulte des expériences de M. Réaumur, qui, après s'être laissé piquer par une guêpe, la passa, en l'irritant, sur la main d'une autre personne, qui n'en éprouva que peu de douleur. Il la reprit aussitôt, et se fit piquer lui-même une seconde fois, à peine sentit-il la piqûre ; ensuite, il eut beau exciter l'animal, il ne put pas le pousser à faire une quatrième plaie. (*Académie des Sciences*, 1719.)

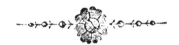

COUSINS.

La piqûre des cousins ne demande ordinairement pas de traitement particulier; la démangeaison qui est souvent le résultat de leurs piqûres, se dissipant d'elle-même.

Cependant, dans le cas où l'on aura été assailli par une grande quantité de ces insectes, on fera coucher le malade, on lui donnera des boissons propres à activer la transpiration, dans lesquelles on ajoutera quelques gouttes d'ammoniaque liquide.

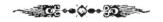

CHENILLES.

Les chenilles ne sont pas susceptibles de donner lieu à des accidens graves, et si l'on a vu quelquefois la rougeur et le gonflement être la suite de leur
rapport avec la peau, on doit attribuer
ces symptômes à l'irritation produite
par les poils dont elles sont recouver-
tes, et qui se fixent dans la peau. Cet
accident se remarque aussi lorsque l'on
vient à remuer leurs larves. Les chenilles nues ne donnent pas lieu à ces démangeaisons, qui ne sont produites que
par les espèces à poil, lesquelles agissent dans ces cas comme le duvet du
Dolichos ureus, connu sous le nom vul-

7

gaire de *poil à gratter,* que les enfans
s'amusent à semer dans l'air, et qui
cause de si vives démangeaisons.

La toux, le chatouillement et la démangeaison que l'on éprouve en re-
muant les cocons de vers à soie, ou les
papillons de ces insectes, sont des incommodités causées par la poussière
fine qui les recouvre, et qui se trouve
répandue dans l'air.

Les mêmes moyens que ceux indiqués plus haut pour les piqûres d'a-
beilles, etc., suffisent pour dissiper ces
symptômes, qui le plus souvent se dissipent d'eux-mêmes, sans que l'on ait
besoin de recourir aux indications mé-
dicales.

SCORPION D'EUROPE.

Le scorpion d'Europe a environ un pouce de longueur; son corps est d'un brun très-foncé, noirâtre; ses bras sont anguleux, avec la main presque en cœur, la queue est plus courte que le corps, menue, le cinquième nœud est allongé, le dernier est simple, d'un brun jaunâtre, ainsi que les pattes; les peignes ont chacun neuf dents. On le trouve en Languedoc, en Provence, et en général dans l'Europe méridionale, sous les pierres et dans l'intérieur des maisons.

Dans ce genre d'insecte, la queue se termine en une pointe arquée, très aiguë, sorte de dard sous l'extrémité duquel sont deux petits trous, servant d'issue à une liqueur vénéneuse, contenue dans un réservoir intérieur.

La piqûre du scorpion détermine chez l'homme une marque rouge qui s'agrandit un peu, noircit légèrement au milieu, et est ordinairement suivie de douleur, d'inflammation, d'enflure, et quelquefois de pustules; dans certaines circonstances, les malades éprouvent de la fièvre, des frissons, de l'engourdissement, des vomissemens, le hoquet, un tremblement général, etc. Les symptômes qui sont le résultat de la piqûre du scorpion varient suivant la grosseur de l'animal, et le climat auquel il appartient; en général, ils sont plus graves dans les pays méridionaux que dans les nôtres. (M. Orfila.)

TRAITEMENT.

On appliquera sur les piqûres du scorpion, des cataplasmes de farine de graine de lin, arrosés avec quelques gouttes d'ammoniaque liquide. On fera prendre au malade des boissons chaudes et qui facilitent la transpiration, les feuilles de mélisse, la bourrache, etc. On lui donnera aussi des potions calmantes, afin de calmer les symptômes d'irritation générale.

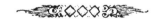

ARAIGNÉES.

Les araignées sont des insectes dont la mâchoire est droite, élargie à sa base ; leurs yeux au nombre de six, sont disposés ainsi qu'il suit : quatre plus antérieurs forment une ligne transverse, et les deux autres situés, un de chaque côté, derrière les latéraux précédens ; la première paire de pattes et la seconde ensuite, les plus larges de toutes ; la troisième la plus courte.

L'araignée des caves, dont le corps long d'environ deux centimètres, est velu, d'un noir tirant sur le gris de souris, avec les mandibules vertes ou d'un bleu d'acier, et une suite de taches triangulaires noires, le long du milieu du dos et du ventre. On la trouve en France et en Italie. (Latreille.)

Il se développe autour de la partie qui a été piquée par cette araignée et par la *tarentule*, (espèce d'araignée propre à l'Italie méridionale, et que l'on rencontre particulièrement en Calabre et aux environs de Naples), une enflure de couleur livide, quelquefois l'épiderme se trouve soulevé comme dans la brûlure ; on peut observer également des symptômes semblables à ceux décrits à propos du scorpion. Néanmoins, on a beaucoup exagéré les accidens qui suivent la piqûre de ces insectes, qui le plus souvent se dissipent d'eux-mêmes.

TRAITEMENT.

Dans le cas où l'on serait obligé de recourir à des moyens thérapeutiques, pour faire disparaître les symptômes dont j'ai parlé, on leur appliquerait le traitement qui a été indiqué plus haut, à propos des piqûres d'abeilles ; frictions avec l'huile d'amandes douces mélangée à l'ammoniaque liquide, les boissons diaphorétiques, etc.

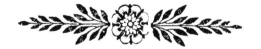

DE LA MORSURE DE LA VIPÈRE.

CARACTÈRES DE LA VIPÈRE COMMUNE.

La vipère commune est ordinairement longue de deux pieds, rarement de vingt-six à trente pouces. Sa grosseur, au milieu du corps, est d'environ un pouce ; elle est beaucoup moindre du côté de la queue : celle-ci est communément plus longue et plus grosse dans le mâle que dans la femelle. Sa couleur est d'un cendré olivâtre, verdâtre ou grisâtre, plus intense sur le dos que sur les flancs depuis la nuque jusqu'à l'extrémité de la queue ; le long du dos, on remarque une bande noi-

7.

râtre composée de taches de la même
couleur, de formes irrégulières, qui, en
se réunissant en plusieurs endroits les
unes aux autres, représentent assez
bien une chaîne dentelée en zig-zag. On
voit sur chaque côté du corps une rangée
de petites taches noirâtres, symétrique-
ment espacées, dont chacune corres-
pond à l'angle rentrant de la bande en zig-
zag. Un nombre infini d'écailles carê-
nées couvrent la tête et le dos, la couleur de ces écailles varie suivant qu'elles
répondent aux taches noirâtres dont
j'ai parlé, ou aux autres parties du dos,
Le ventre et le dessous de la queue sont
garnis de plaques transversales d'une
couleur d'acier poli : les plaques abdo-
minales sont simples, et au nombre de
cent cinquante-cinq, celles de la queue.

plus petites, d'un noir bleuâtre, avec le
bord plus pâle, sont disposées sur deux
rangs et au nombre de trente-neuf pai-
res. La tête est en cœur, plus large pos-
térieurement, plus plate et moins longue que celle des couleuvres, quoique
sa largeur soit un peu plus considérable
que celle du corps, elle est encore susceptible de s'élargir dans la colère ;
parmi les écailles qui la recouvrent,
celles qui sont au-dessus des yeux sont
un peu plus larges ; le bout du museau,
comme tronqué, forme un rebord sail-
lant, retroussé comme le boutoir d'un
cochon, sur lequel on voit une grande
écaille trapézoïdale tachetée de blanc
et de noir. Le sommet de la tête présente deux lignes noirâtres, divergentes
d'avant en arrière, très-écartées, de ma-

nière à représenter la lettre V ; ces lignes sont séparées par une tache noirâtre en forme de fer de lance. Les yeux sont très-vifs, étincelans, l'iris rouge et la prunelle noire ; on voit derrière chaque œil une bande noire, large, qui se prolonge jusqu'à la quinzième plaque abdominale. Le bord de la mâchoire supérieure est blanc tacheté de noir. Celui de l'inférieure est noir. La langue est fourchue, grise, susceptible de s'allonger, molle et incapable de blesser ; l'animal la darde souvent lorsqu'il est en repos. La queue, plus courte que celle des couleuvres, est un peu obtuse. La vipère commune ne se trouve qu'en Europe. (M. Orfila.)

APPAREIL VÉNIMEUX.

Le venin de la vipère est sécrété par deux glandes situées de chaque côté de la tête ; derrière le globe de l'œil, sous le muscle qui recouvre la tempe, ces glandes présentent un canal sécréteur. La mâchoire supérieure offre une ou plus communément deux dents très-différentes des autres, connues sous le nom de crochets à venin, environnées jusqu'aux deux tiers d'une poche membraneuse, mobile d'avant en arrière, sur la convexité desquelles on aperçoit une petite cannelure qui conduit à un canal dont l'intérieur de la dent est creusée. D'autres dents, beaucoup plus petites que les précédentes et destinées à les remplacer lorsqu'elles sont cassées, se trouvent également attachées à l'os maxillaire supérieur. Lorsque l'animal veut mordre, il ouvre la bouche ; le muscle élevateur de la mâchoire supérieure, en se contractant, presse la glande et facilite la sécrétion du venin ; celui-ci sort par le canal excréteur, arrive à la base de la dent, traverse la gaine qui l'enveloppe et entre dans sa cavité par le trou qui se trouve à cette base ; alors il coule le long de la rainure des dents et sort par le trou qui est près de leur pointe, pour pénétrer dans la blessure.

SYMPTÔMES QUI SE MANIFESTENT APRÈS LA MORSURE DE LA VIPÈRE.

On éprouve une douleur aiguë, lancinante dans la partie blessée, qui aug-

mente par la pression, qui ne tarde pas
à se répandre dans tout le membre,
et qui se propage même jusqu'aux organes intérieurs ; l'enflure se manifeste ; la tumeur est d'abord ferme et
pâle, puis rougeâtre, livide, comme
gangréneuse et d'une dureté excessive ;
elle augmente et gagne les parties voi-
sines ; les défaillances, les vomissemens
bilieux, et les mouvemens convulsifs
surviennent et sont quelquefois suivis
de jaunisse ; la sensibilité de l'estomac
est tellement exaltée qu'il ne peut rien
garder ; le malade éprouve quelquefois
de la douleur dans le ventre, le pouls
est petit, fréquent, la respiration difficile ; le corps se couvre d'une sueur
froide ; la vue et les facultés intellectuelles sont troublées. Le sang, qui s'é-

coule d'abord de la plaie est souvent
noirâtre ; quelquefois après il sort une
humeur fétide ; mais lorsque l'enflure
est bien prononcée, les petits vaisseaux
ne permettent plus au sang de circuler,
la peau qui les recouvre se refroidit, le
pouls est à peine sensible. Ces divers
accidens acquièrent plus d'intensité et
la mort survient.

Du reste, il paraît que la piqûre d'une
vipère n'est pas ordinairement suffisante
pour causer la mort.

TRAITEMENT.

Dans le traitement de cette morsure,
il faut, avant tout, s'efforcer de prévenir
l'introduction du venin, lorsqu'on se
trouve au moment de l'accident. Dans
ce but on appliquera une ligature pas

trop serrée, au-dessus de la plaie : on
la supprimera cependant si elle occa-
sionnait des accidens ; on laissera saigner la plaie, on facilitera même la
sortie du sang par la compression. On la
couvrira d'une ventouse, on la lavera ;
enfin on cautérisera la piqûre avec le fer
rouge, le nitrate d'argent fondu, le mu-
riate d'antimoine, etc. On est quelquefois obligé d'agrandir les plaies afin
que les cautérisations soient plus efficaces. On recommande de frictionner
les environs de ces dernières avec un
mélange d'huile d'olives et d'ammoniaque liquide. L'huile d'olives administrée à l'intérieur paraît avoir un grand
effet en pareil cas.

On donnera au malade des potions
calmantes des tisanes sudorifiques, etc.

DE LA MORSURE DES ANIMAUX ENRAGÉS.

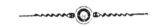

RAGE OU HYDROPHOBIE.

La rage est une maladie contagieuse, toujours communiqué à l'homme, mais susceptible de se développer spontanément chez les animaux.

Chez l'homme, la rage ne reconnaît qu'une cause : c'est l'inoculation du virus rabiéique qui se trouve dans la bave des animaux enragés. Cette inoculation peut avoir lieu par les membranes muqueuses et par les plaies. Ainsi MM. Esnaux et Chaussier disent avoir vu un homme attaqué de la rage pour avoir reçu sur la lèvre de la bave d'un chien enragé.

De toutes les causes capables de produire la rage, la plus constante et la plus commune, est sans comparaison, la morsure d'un chien enragé et l'insertion sous la peau du virus qui réside dans la bave qui découle de leur gueule. La dent du chien est le dard empoisonné qui fait la plaie et y dépose le virus. Selon Jean Hunter, il suffit qu'un animal enragé lêche une plaie pour que l'hydrophobie se déclare ; plusieurs exemples sont venus confirmer cette assertion.

S'il est bien démontrée que les morsures et la bave des carnivores développent la rage avec la plus grande facilité, il n'en est pas de même des autres qua-

drupèdes. Les herbivores tels que le
cheval, l'âne, le mouton, le bœuf, ne
peuvent guère, à cause de la disposition
de leurs dents, inoculer la bave viru-
lente dont elles pourraient être char-
gées. Les vétérinaires, même les plus
instruits, assurent que cette bave ne
possède aucune propriété délétère ; cependant M. Breschet dit avoir inoculé
plusieurs fois la rage avec la bave de
chevaux, d'ânes et de bœufs enragés. On
doit donc donner pour conseil aux personnes appelées auprès de ces animaux
enragés , de prendre des précautions
superflues plutôt que d'en négliger
d'utiles.

La rage peut se développer spontanément chez les loups, le renard, le chien
et le chat.

On a parlé des saisons comme ayant une grande influence sur la production de la rage spontanée. Selon certains auteurs, et c'est une croyance universellement répandue dans le monde, on l'observe plus souvent qu'à toute autre époque pendant le froid rigoureux de l'hiver, saison où la faim dévore les loups ; selon d'autres au contraire , elle serait plus fréquente pendant la chaleur de l'été, parce que les animaux carnivores sont obligés de boire des eaux croupissantes. Mais d'après les recherches de M. Audry, on trouve que le mois de janvier, le plus froid de l'année et le mois d'août, le plus chaud, sont ceux qui offrent le moins d'exemples de cette maladie. C'est au contraire , pendant les mois de mars et d'avril qu'il y à

plus de loups enragés, et pendant ceux
de mai et de septembre qu'il y a plus de
chiens attaqués de la rage spontanée.

On a cru par ces raisons que les climats chauds et les climats froids de-
vaient jouer un grand rôle dans la production de la rage; mais l'observation
est encore venue détruire cette erreur.
Selon Volney, dont l'assertion est d'ailleurs confirmée par le chirurgien en
chef des armées d'Égypte, la rage serait
inconnue en Syrie et dans l'Égypte. On
n'en a jamais entendu parler à Alger. Il
paraîtrait d'un autre côté, d'après les
voyageurs qui ont exploré la Sybérie,
qu'on n'y voit jamais de chiens enragés.
Dans les climats tempérés au contraire
la rage est fort commune. (Th. de M.
Potin).

On a supposé que l'hydrophobie pouvait être causée par le manque de nourriture ou une soif prolongée. Néanmoins, selon beaucoup de voyageurs, à Constantinople et dans toute la Turquie où l'on entend jamais parler de la rage, l'on rencontre un grand nombre de chiens affamés et errans qui vivent de chairs en putréfaction. En Egypte, où ces animaux sont très-communs, ils errent dans la campagne pendant la nuit, dit M. Larrey, pour y chercher des cadavres qu'on a négligé d'enterrer. Enfin dans les déserts brûlans de l'Afrique entièrement privés d'eau, on n'observe pas davantage de chiens enragés.

Plusieurs auteurs rangent parmi les causes capables de donner lieu au développement de la rage, les chaleurs et

surtout l'époque du rut des animaux et
les passions qui les tourmentent alors.

SYMPTÔMES DE LA RAGE.

Avant de décrire les caractères de la
rage chez l'homme, je vais indiquer à
quels signes on reconnaîtra que le chien
en est atteint.

On ne connaît pas bien les signes
certains de la rage chez le chien; cependant on doit soupçonner que cette maladie existe lorsque l'animal devient
triste, qu'il recherche la solitude et
l'obscurité; lorsqu'après avoir été as-
soupi, il s'agite, refuse les alimens et
les boissons, porte la tête basse, la
queue entre les jambes; s'il quitte tout-
à-coup la maison de son maître, et s'il

s'enfuit la gueule pleine de bave écumeuse, la langue pendante; s'il a les
yeux brillans, le poil terni. La marche
du chien enragé est tantôt ralentie,
tantôt précipitée et comme indécise; il
est presque toujours changeant de
place; la soif le brûle, mais il ne peut
se désaltérer; il frissonne même à l'aspect de l'eau; il a de temps en temps
des accès de fureur; il se jette sur les
animaux qu'il rencontre. Les autres
chiens fuient à son aspect et avec des
hurlemens de frayeur. Il se jette aussitôt sur les hommes, et son maître qu'il
méconnaît n'est point épargné. Le bruit
et les menaces ne font que l'irriter, la
lumière et les couleurs vives produisent
le même effet. Il n'aboie point, il gro-
gne seulement; ou s'il aboie, sa voix est

rauque; enfin il chancèle et il succombe. C'est ordinairement du quatrième au cinquième jour de la maladie qu'il meurt, et après deux ou trois
crises qui vont en augmentant de force.
On donne vulgairement le nom de rage
mue au premier degré de cette maladie, et le deuxième est appelé rage confirmée.

On ne peut douter de l'existence de
la maladie si l'animal qui présente les
symptômes qui précèdent, a été mordu
par le même chien ou le même loup
qu'une personne ou un animal qui a
succombé à la rage.

Il est cependant des causes d'incertitude qu'il est bon de connaître ; ainsi
on a vu des chiens quitter la maison de
leur maître, y rentrer après avoir mordu

des animaux, boire, manger et périr de la rage ; et, d'autres fois, des chiens et des loups traverser des rivières. M. Gillmann parle d'un chien qu'on ne regardait pas comme enragé, parce qu'il but et mangea avec appétit ; mais qui, paraissant malade, fut tué cependant, après qu'il eut mordu un homme qui périt hydrophobe quarante-huit jours après la morsure. Ces exemples prouvent qu'il existe chez les hommes comme chez les animaux, des momens où la rage cesse ou diminue, ou bien que tous ceux qui sont enragés n'ont pas horreur des boissons. On a vu aussi des chiens enragés qui n'avaient aucune envie de mordre.

Une autre source d'incertitude, c'est l'existence de quelques maladies qui empêchent les chiens de boire, de manger, et même, comme la rage, détruissent quelquefois subitement dans ces animaux le résultat de la domesticité, en les rendant féroces. Parmi ces maladies, il en est une très-ordinaire qui a donné lieu à des méprises : elle est connue vulgairement sous le nom de maladie des chiens. Cette dernière maladie n'affecte que les jeunes chiens. Avec un peu d'attention, on peut la distinguer de la rage : car dans celle-ci les yeux du chien ont une vivacité plus qu'ordinaire; il refuse de prendre l'eau et frissonne à son aspect ; au contraire, dans la maladie, il regarde d'un air lourd et stupide, de la matière puriforme s'observe à l'angle interne de ses yeux ; il va toujours cherchant l'eau, ne

paraissant jamais satisfait de celle qu'il
a bue. (Ouv. cit.)

Dès qu'un chien a mordu quelqu'un,
on s'empresse toujours de le tuer. C'est
une source d'erreur qui contribue très-
souvent à entretenir des craintes inuti-
les, et même à frapper l'imagination
d'une manière funeste. On devrait plutôt enchaîner ce chien pour l'observer
et vérifier s'il était véritablement enragé. Dans ce cas, on verra périr l'animal en peu de jours ; s'il guérit, il n'é-
tait pas attaqué de la rage.

SYMPTÔMES DE LA RAGE CHEZ L'HOMME.

Les plaies qui suivent la morsure des
animaux enragés, se guérissent exactement, comme si elles ne contenaient

aucun principe délétère. La santé du blessé n'éprouve pas de dérangement manifeste pendant un temps plus ou moins long, appelé d'incubation.

Chez l'homme ce temps est généralement de trente ou quarante jours, il va quelquefois jusqu'à deux ou trois mois, et même il est des exemples avérés de rage développée après deux ans de morsure. On cite l'observation d'un marchand de Montpellier, qui devint enragé au bout de dix ans, à son retour d'un voyage en Amérique, en apprenant que son frère, mordu en même temps que lui, était mort peu après d'hydrophobie.

Malgré la régularité habituelle ou à peu près habituelle de la période d'incubation, elle peut cependant être détournée dans sa marche ordinaire par une foule de circonstances, telles que les fatigues, les excès de boissons spiritueuses, la frayeur, etc. Cette dernière cause a souvent produit des affections ressemblant à la rage, et quelquefois aussi elle l'a fait brusquement éclater chez les sujets mordus depuis quelque temps.

C'est pendant cette période, que suivant Marochetti, le virus absorbé passe dans le torrent circulatoire pour se concentrer sous la langue, où l'on voit s'élever, sur chaque côté du frein, du troisième au neuvième jour, de petites vésicules appelées *lysses,* dans lesquelles il se trouve enfermé. Depuis que le médecin russe a attiré l'attention à cet égard, l'existence de ces pustules a été constatée en France, en Italie, en Allemagne, c'est un fait qui paraît devoir généralement être admis; la cautérisation de ces pustules, dit-on, empêche les progrès ultérieurs de la maladie.

Quoiqu'il en soit, le calme qui ne s'était pas démenti pendant toute la durée de cette période, finit par avoir un terme, et va faire place à une autre, qui date du moment où les premières douleurs se manifestent dans la cicatrice jusqu'à celui où l'hydrophobie se déclare; elle ne dure guère que quatre à six jours au plus. Le malade éprouve d'abord dans la plaie des élancemens, une douleur plus ou moins vive qui s'étend le long des membres, remonte vers la gorge; quand elle est déjà formée, la cicatrice devient violette, rougeâtre, tendue,

quelquefois même se rouvre ; si la sup-
puration dure encore, elle s'altère. En
même temps il devient triste, morose,
inquiet, irritable au dernier point; son
sommeil est pénible et troublé par des
rêves effrayans. Bientôt la simple irritation des plaies est remplacée par des
irradiations comme électriques, et de
plus en plus rapprochées, qui se por-
tent jusqu'à la gorge et font éprouver
un sentiment de suffocation ; déjà on
remarque quelques secousses convulsi-
ves, accompagnées d'autres accidens
nerveux. Enfin commence un de ces
accès qui, par leur retour inévitable,
durant tout le cours de la maladie, offrent une série d'angoisses dont aucune
expression ne saurait rendre la déchi-
rante image. Ils constituent la troisième

8.

et dernière période, rage confirmée, qui comprend le temps qui s'écoule entre l'apparition de l'hydrophobie et la terminaison par la mort.

Tout-à-coup le malade éprouve une sorte de frémissement intérieur profond , qui seul est déjà une grande souffrance. Ils sent vers la poitrine un resserrement douloureux qui rend la respiration pénible, haletante, entrecoupée, et lui arrache de temps à autre de profonds soupirs ou de brusques sanglots. Souvent il se plaint d'étouffer, il demande de l'air à grands cris ; sa gorge, contractée spasmodiquement , l'empêche tout-à-fait d'avaler ; tout son corps est agité par des convulsions, ou plutôt par un frémissement général. Dans cet état, la face se colore, la peau

devient chaude, la bouche aride. la
soif ardente, et cependant les boissons
sont repoussées avec une horreur profonde, qui a fait donner à la rage le
nom d'hydrophobie : leur seul aspect
irrite, révolte le patient ; il redouble la
violence des accès, et souvent même
suffit pour les reproduire après qu'ils
ont cessé. Chez quelques sujets, un son
éclatant, une couleur, l'agitation de
l'air, l'éclat de la lumière, d'une glace,
produisent les mêmes effets.

Tous, ou presque tous, éprouvent
pendant l'accès des mouvemens de fureur, qu'ils parviennent presque toujours à maîtriser ; les uns en les sentant
venir, demandent à être attachés. ou
bien engagent les assistans à prendre
la fuite ; d'autres, au contraire, se li-

vrent de plein gré à leur aveugle fureur ; ils jurent, crient, et quelquefois poussent des hurlemens affreux ; ils frappent, mordent, arrachent, déchirent tout ce qui se trouve à portée de leur atteinte. Les hommes qui deviennent furieux pendant l'accès, et c'est heureusement le petit nombre, sont les seuls qui mordent ou cherchent à mordre, en un mot, qui emploient pour satisfaire leur rage tous les moyens offensifs que la nature a mis à leur disposition.

Suivant le caractère et le tempérament des sujets, on observe dans quelques-uns des symptômes de l'accès rabiéique des différences très-notables. Au lieu de fureur délirante, certains malades montrent une tendresse exaltée pour leurs proches ou leurs amis; ils leur adressent, d'un cœur profondément ému, de déchirans adieux. On en voit d'autres développer une force musculaire prodigieuse, rompre les liens les plus forts et sauter par-dessus les murs. Ordinairement cette excitation nerveuse se calme ainsi que les autres accidens de l'accès, et se trouve remplacée par un état d'abattement, de mélancolie et de tristesse. Les forces manquent, le besoin du repos semble devoir appeler le sommeil, et cependant il fuit les pauvres malades; mais ce qui est bien pis encore, leur raison restée saine après tant de désordres, leur permet de contempler toute l'horreur de leur état, et leur laisse la conscience du malheureux sort qui les attend.

Après un calme plus ou moins long, souvent assez complet pour inspirer au malade, qui ignore la terminaison toujours funeste de cette terrible maladie, l'espoir d'une prompte guérison; calme durant lequel, l'horreur pour les liquides cesse ordinairement ; les boissons peuvent être prises en grande quantité, on voit l'orage éclater de nouveau ; les accidens précédemment décrits reparaissent aussi violents, aussi terribles que par le passé.

Mais déjà les forces s'épuisent, une sueur visqueuse couvre le corps; la bouche se remplit d'écume qui provoque un crachement continuel. Enfin, après avoir éprouvé un plus ou moins grand nombre d'accès, les malades succombent du troisième au cinquième jour au plus tard. La mort survient sans agonie, et quelquefois inopiné-ment. (Ouv. cit.)

TRAITEMENT.

Si la médecine ne fournit plus aucune ressource une fois la rage déclarée, on conçoit de quelle importance il est de mettre de bonne heure en usage tous les moyens capables de neutraliser l'action ou d'arrêter l'absorption du principe virulent. Il n'y a pas un moment à perdre, le plus léger retard, la moindre négligence peut entraîner les conséquences les plus funestes; ainsi donc, aussitôt après la morsure, le blessé devra exprimer, du mieux qu'il lui sera

possible, le sang qui couvre la plaie ; il
devra la laver longtemps et abondamment pour la faire bien saigner, dans le
but d'entraîner le virus qui peut y avoir
été déposé par la dent de l'animal ;
mieux vaut se servir de liquides qu'on
a toujours à sa disposition, tel que l'eau
dans laquelle on fera dissoudre quelques pincées de sel commun gris, d'eau
simple, d'eau de savon, ou même d'u-
rine si l'on manque d'autres liquides,
que de perdre un temps précieux à se
procurer ces eaux vulnéraires auxquel-
les on attribue toujours des vertus
qu'elles ne possèdent pas. Immédiatement après les lotions, on appliquera
une ventouse sur la plaie, pour suspendre l'absorption du virus qui n'aurait
pas été entraîné par celles-ci. Il serait

très-prudent de placer au-dessus de la
plaie une ligature fortement serrée, dans
l'intention de ralentir l'absorption de
la bave dont elle est souillée. Voilà pour
les moyens que le blessé peut mettre
en usage en l'absence du médecin ; ce
serait une grave erreur de croire ceux-
ci suffisans, et pouvoir se passer des secours de l'homme de l'art : il faudra
donc, en toute hâte, se rendre auprès
du chirurgien. Celui-ci après avoir in-
cisé largement et profondément, pour
les agrandir et en mettre le fond à dé-
couvert, les plaies étroites et sinueuses,
les abstergera soigneusement, promè-
nera plusieurs fois dans toute leur
étendue, le fer rougi à blanc. Dans le
cas où cette cautérisation ne pourra se
faire à cause du voisinage d'organes

importans, on lui substituera souvent
avec avantage des caustiques qui sont
susceptibles de s'insinuer dans les plaies;
c'est le plus communément au beurre
d'antimoine qu'on donne la préférence;
mais à son défaut, on pourra se servir
des acides ou des alcalis concentrés.
Il est important d'agir vite. S'il existe
des lambeaux fortement échymosés,
contus, il faudra les emporter avec des
ciseaux. Si c'était une partie saillante le
bout du doigt, de l'oreille, qui fut
mordu, il vaudrait mieux l'enlever que
de la cautériser. Lorsque l'on enlève
l'appareil, on doit recourir immédiatement à l'application d'un large vésicatoire
sur la plaie, afin de la faire suppurer.

Il sera bon lorsque l'on aura mis tous
ces moyens en usage, de surveiller la

bouche des malades, afin que si les pustules de Marochetti venaient à paraître,
on fût en mesure de les enlever le plus
tôt possible et de cautériser ensuite la
place qu'elles occupaient.

Si malgré ces moyens, les symptômes
propres aux dernières périodes venaient
à se déclarer, on conseille d'employer
l'opium, les bains par surprise, chauds
et froids; la saignée, les affusions et les
applications très-froides sur la tête, les
préparations mercurielles sous toutes
les formes, le camphre, le chlore, etc.

On devra surtout empêcher l'usage
barbare qui existait encore il y a quelques années dans les campagnes, et qui
consistait à étouffer les malheureux enragés entre deux matelas. Mais la civisi-
lation a fait justice, et l'on ne rencon-

trera plus de ces scènes d'horreur, di-
gnes tout au plus de sauvages, dont les
auteurs seraient sévèrement punis par
nos lois.

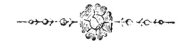

TROISIÈME PARTIE.

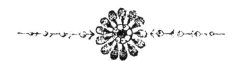

DE L'ASPHYXIE.

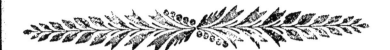

DE L'ASPHYXIE.

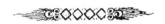

On donne le nom d'asphyxie, à un état de mort apparente, dû à la respiration de gaz impropres à entretenir la vie, ou bien au défaut complet de respiration, résultant d'une cause violente ou mécanique.

Je vais traiter successivement :

1° De l'asphyxie par submersion (noyés) ;

2° Asphyxie par strangulation (pendus) ;

3° Asphyxie par la vapeur de charbon ;

4° Asphyxie par les émanations de fosses d'aisances, d'égoûts ;

5° De l'asphyxie provenant de la fermentation du vin ;

6° De l'asphyxie causée par un froid très-intense ;

7° De l'asphyxie causée par la foudre ;

8° De l'asphyxie par le gaz de l'éclairage ; ces asphyxies se rencontrant plus communément.

Les phénomènes de l'asphyxie diffè-

rent selon qu'elle a eu lieu dans l'eau,
dans l'air, ou qu'elle soit survenue par
suite de la respiration de gaz non susceptibles d'entretenir la vie. Il est cependant des caractères qui peuvent se
rapporter à ces différentes espèces, et
que j'appellerai généraux.

Selon M. Adelon, lorsque la respiration est suspendue par une cause quelconque, voici les phénomènes que l'on
rencontre : d'abord un sentiment d'angoisse bien prononcé marque l'impossibilité où l'on est de satisfaire un des
besoins les plus impérieux de la vie,
celui de respirer. Ce sentiment est bientôt porté à l'extrême, et pendant tout le
temps qu'il est éprouvé, l'individu fait
des soupirs, des baillemens, en un mot
tous les efforts d'inspiration propres à

appeler dans les poumons l'élément aé-
rien nécessaire à la respiration. Ensuite,
surtout si la respiration a continué de
se faire un peu, et que l'asphyxie soit
graduelle, à ce sentiment d'angoisse s'a-
joute des vertiges, des lourdeurs de
tête, la face devient violette, bleue,
ainsi que les lèvres, et souvent toute la
surface de la peau. En troisième lieu,
après une, deux ou trois minutes, toutes les fonctions sensoriales se suspen-
dent ; il y a perte des sens, des facultés
intellectuelles et affectives, de tout sentiment. Presque en même temps les
muscles cessent de pouvoir agir, se contracter, et l'individu ne pouvant plus
se soutenir, tombe. C'est alors qu'il y a
mort apparente, et il ne reste plus, en
effet, de la vie que l'action de la circu-

lation et les fonctions nutritives qui en dérivent. Enfin, ces fonctions elles-mêmes s'arrêtent bientôt, la circulation d'abord, puis les sécrétions, nutritions et calorifications. La mort existe.

Il est des asphyxies beaucoup plus graves les unes que les autres ; ainsi de celles causées par un obstacle mécanique qui existe dans les voies aériennes, tumeurs, membranes, etc. ; ou bien celles qui sont compliquées d'empoisonnement, comme cela arrive dans l'asphyxie par les gaz délétères.

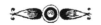

ASPHYXIE PAR SUBMERSION.

(NOYÉS.)

Quelquefois l'individu plongé dans l'eau conserve toute sa connaissance, ses facultés intellectuelles ; d'autres fois, au contraire, il perd presque immédiatement la connaissance ; la mort survient alors par syncope et non pas par asphyxie ; dans d'autres cas, et ce sont les plus fréquens, l'individu arrivé dans l'eau avec toute sa connaissance, la conserve pendant quelque temps ; mais en butte à la crainte, se livrant à des efforts inouïs, il tombe en syncope après avoir subi un commencement d'as-phyxie.

Quand un individu tombe dans l'eau il y est submergé, il pénètre d'abord à une certaine profondeur, en raison même de l'impulsion que sa chute lui avait transmise au moment de l'immersion. Bientôt il remonte à la surface du liquide; l'air contenu dans ses vête-mens, l'extension, l'écartement que subissent instinctivement ses membres, favorisent cette ascension : s'il sait nager il se maintient de telle sorte, que la respiration de l'air a lieu pendant un temps plus ou moins long; mais bientôt il se fatigue, il rentre dans la condi-tion d'une personne qui ne sait pas nager ; alors il se débat sans règle au milieu de l'eau, apparaît et disparaît successivement à la surface de l'eau ; et chaque fois que la tête sort du liquide, il se fait une inspiration qui entraîne à la fois une certaine quantité d'eau et d'air ; l'eau est en partie avalée et en partie rejetée par une secousse de toux; mais bientôt le besoin de la respiration se fait encore sentir ; il se fait un mouvement qui ramène le sujet à la surface de l'eau, une nouvelle inspiration a lieu semblable à la précédente ; enfin le malheureux noyé ne peut plus nager qu'entre deux eaux ; il ouvre la bouche pour respirer, avale une certaine quantité d'eau, qui pénètre en partie dans l'estomac et en partie dans les voies aériennes ; une nouvelle secousse de toux rejette encore le liquide engagé dans ces dernières voies ; le sang pénètre noir au cerveau, les facultés intellectuelles et locomotives sont suspendues, le sujet tombe sans mouvement au fond de l'eau, l'asphyxie est complète. (Compend. de Méd., tome 1er.)

Lorsque l'individu asphyxié est immobile, froid, décoloré ou livide, sans pouls, sans respiration, dépourvu de sensibilité, il peut arriver :

1° Que l'asphyxie cède aux moyens employés pour la combattre, et le malade être rappelé à la vie, ou bien 2° les phénomènes asphyxiques résister à tout traitement et la mort survenir.

Les premiers caractères du retour du malade à la vie consistent dans un léger mouvement de la circulation, on commence par sentir un léger frémissement à la région du cœur ; ensuite la respiration que l'on percevait à peine, se fait d'une manière plus bruyante, à mesure que l'air arrive dans les poumons ; le mouvement, la sensibilité, l'intelligence, la chaleur, etc. se manifestent bientôt et le sujet ne conserve plus que des signes de congestions vers certains organes, surtout du côté du cerveau.

TRAITEMENT.

On doit porter secours aux noyés, tant que la rigidité cadavérique n'est pas survenue. A cet effet, on commence par soustraire l'individu au froid si la saison est rigoureuse. Quelle que soit la saison, on doit transporter immédiatement le noyé dans le lieu où les secours doivent lui être prodigués. On le déshabille, on l'essuie. On le pose sur un plan incliné, la tête en haut, et on le place sur le côté, afin de faciliter la sortie des liquides ou des matières qui pourraient être contenues dans la bouche et dans les premières voies. On exerce immédiatement des pressions sur le ventre et la poitrine.

On fait en même temps des frictions sur la partie interne des membres avec un morceau de laine, ou même avec la main. On excite la luette, les fosses na-sales, la plante des pieds; on imprime même des secousses à la poitrine. On

9.

prolonge pendant quelque temps ces
moyens, s'ils ne réussissent pas, on pratique l'aspiration et l'insufflation pul-
monaires, soit de bouche à bouche, soit
à l'aide d'une sonde introduite dans le
larynx, en même temps que l'on continue la respiration artificielle. On peut
essayer aussi l'usage des lavemens de
fumée de tabac qui réussissent fréquemment, au dire de quelques médecins; ces moyens doivent être continués
pendant trois, quatre, cinq et six heures,
à moins toutefois que la rigidité cadavérique soit survenue. Si l'on est assez
heureux pour rappeler un noyé à la
vie et que des phénomènes d'excitation
surviennent, on lui pratique une saignée. Lorsque la chaleur revient, on le
place dans un lit bassiné, on lui fait

prendre quelques potions antispasmodiques, souvent même quelques liqueurs spiritueuses, mais toujours avec
beaucoup de modération, et en ayant
égard à l'état du cerveau (M. Devergie,
Traité de Méd. lég.)

Les secours doivent être donnés avec
une grande promptitude. On déshabillera le malade, premièrement on exa-
minera s'il n'a pas de blessures graves
qui auraient pu causer la mort. On l'essuiera avec des serviettes chaudes, on
le frictionnera avec de la flanelle sèche
ou imbibée d'un liquide stimulant, tel
que l'eau-de-Cologne, l'eau-de-vie,
l'eau-de-Mélisse, l'eau-de-vie camphrée,
etc. On comprimera la poitrine sur les
côtés et l'on refoulera le ventre alter-
nativement afin de stimuler la respira-

tion, ce moyen devra être employé pendant assez longtemps ; enfin on aura recours à l'insufflation de l'air dans les poumons, pratiquée avec précaution. On lui donnera un lavement purgatif ; on lui appliquera des briques chaudes aux pieds, des sachets de cendre d'une température élevée ou une vessie pleine d'eau chaude sur le creux de l'estomac et les membres.

Si le temps de la submersion n'a pas dépassé cinq minutes, et si rien n'est venu compliquer l'état du sujet, on peut espérer de ramener le noyé à la vie. Après un quart-d'heure de submersion, il est rare que les secours soient efficaces ; après vingt minutes ou une demi-heure, le cas est regardé comme désespéré. Le temps de submersion le

plus long après lequel on a pu ramener
un noyé à la vie, se trouve consigné
dans les rapports de la société humaine
(*humane society*) est de trois quarts
d'heure. Il est démontré aussi qu'une
submersion de quelques minutes suffit
pour déterminer la mort. Il paraît d'a-
près le premier rapport sur les succès
de l'établissement que la ville de Paris
a fondé en faveur des noyés (1773), que
sur trente-trois cas dans lesquels la vie
fut rendue, on en compte un pour lequel la submersion dura trois quarts
d'heure ; quatre, la submersion ayant
eu lieu pendant une demi-heure ; trois
la submersion s'était prolongée pendant un quart-d'heure ; le reste, la pri-
vation d'air n'avait eu lieu que durant
un temps plus ou moins long.

ASPHYXIE PAR STRANGULATION.

(PENDUS.)

Dans ce genre d'asphyxie, la mort peut survenir de différentes manières, ou le sujet est asphyxié par suite de la compression des vaisseaux du cou, accident qui donne lieu à une congestion cérébrale très intense; par suite de la compression des canaux aériens qui empêche l'introduction de l'air dans la poitrine; par ces deux phénomènes à la fois, ou bien encore par la compression ou la déchirure de la moëlle épinière.

L'individu qui succombe à ce genre

de mort, présente ordinairement une teinte violacée de la face, avec contraction plus ou moins forte des membres. les doigts sont fermés dans la main et quelquefois on a vu la marque que les ongles avaient produite en pénétrant dans la peau.

TRAITEMENT.

Le traitement à employer dans ce genre d'asphyxie, consiste à placer le malade de façon que les parties supépérieures de son corps fussent élévées, (il est inutile de dire que l'on s'empressera de couper la corde ou de desserrer les nœuds qui compriment le cou.) On le saignera très abondamment du bras ou du pied, on lui placera des sangsues derrière les oreilles, on lui excitera la peau comme dans le cas d'asphyxie par submersion, de même que l'on emploiera tous les moyens indiqués pour favoriser la respiration.

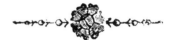

ASPHYXIE PAR LA VAPEUR DE
CHARBON.

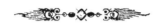

Le sujet qui se trouve asphyxié par la vapeur de charbon, éprouve les symptômes suivans : d'abord un sentiment de pesanteur, de gêne et d'étonnement vers la tête ; à cet état succède bientôt un mal de tête assez prononcé, qui en occupe surtout les parties latérales, les tempes ; il ne trouve de soulagement à son mal qu'en se laissant aller au sommeil ; la fatigue est grande, les forces paraissent moindres, des vertiges se manifestent, un bourdonnement d'oreilles continuel et fort incommode vient s'y

joindre ; la respiration est alors difficile,
fréquente, le malade se plaint de resserrement de la partie supérieure de la
poitrine. Les battemens du cœur sont
fréquens, énergiques, et soulèvent la
paroi de la poitrine. Le pouls est dur,
fréquent, la fièvre s'allume ; les muscles
sont agités de soubresauts peu pronon-
cés, qui se manifestent principalement
dans ceux du visage. Les battemens du
cœur diminuent de force. Il arrive un
moment où la respiration, la circulation,
les mouvemens volontaires sont comme
suspendus. Le malade tombe dans une
léthargie profonde ; les fonctions des
organes des sens sont absolument abo-
lies : la vue, l'ouïe, l'odorat, le toucher
ne paraissent plus affectés par les modi-
ficateurs qui sont dirigés vers ces sens ;

la mort ne peut tarder à survenir. Les muscles sphincters sont paralysés, alors les urines et les matières fécales s'épanchant au dehors, le malade est dans un état de mort apparente. Néanmoins le corps ne se refroidit pas, il conserve pendant longtemps la même température qu'il avait avant l'accident; les membres sont le plus souvent flexibles; quelquefois cependant ils se raidissent et se contournent, la face est tantôt rouge ou livide, par suite de l'engorgement des vaisseaux sanguins, tantôt elle est pâle et plombée.

Certains individus sont tourmentés d'envies de vomir dans les premiers momens de l'asphyxie : il en est d'autres qui semblent éprouver une sensation de plaisir, ce qui n'a pas toujours lieu : si, pendant un temps un peu long, un sujet est resté dans cet état, la mort survient.

Lorsque l'asphyxie se fait d'une manière instantanée, les phénomènes se compliquent en plus grand nombre et avec plus de rapidité, la respiration est subitement difficile et stertoreuse, les sens sont abolis et le malade tombe. (Comp. de Méd.)

TRAITEMENT.

Le traitement de l'asphyxie par la vapeur de charbon, peut se diviser en deux parties ; dans la première que j'appellerai traitement préservatif, j'indiquerai les précautions à prendre pour se préserver des ses fâcheux effets, et dans la seconde, traitement curatif, je parlerai de la manière dont on doit se conduire auprès d'un individu qui vient de s'asphyxier.

1° *Traitement préservatif.*

Dans les endroits où l'on allume du charbon, il faut autant que possible établir un courant d'air qui enlève la vapeur délétère qui résulte de sa combustion, au fur et à mesure qu'elle se produit ; on évitera d'en allumer une grande quantité dans un petit appartement. Si l'on y est contraint, on pourra arroser le sol avec de l'eau de chaux décarbonatée , qui absorbe toujours une certaine quantité de la vapeur malfaisante, avec laquelle elle se combine; ou bien tenir de la vapeur d'eau en suspension. Ces mêmes précautions devront être prises, lorsque l'on fait usage de la braise. Le courant d'air établi dans les cheminées, suffit ordinairement pour déterminer la sortie de la vapeur produite ; on devra donc, autant que possible, allumer les fourneaux dans cet endroit.

2° *Traitement curatif.*

La première indication à remplir lorsque l'on se trouve auprès d'un sujet asphyxié par le charbon, est de le soustraire à cette vapeur malfaisante; on le transportera dans un endroit bien aéré.

On le déshabillera, on le tiendra couché de telle manière que la tête et la poitrine soient plus élevées que le reste du corps ; on imprimera des mouvemens à la poitrine, qui auront pour but de chasser de son intérieur le gaz délétère qui y est introduit; on lui fera des affusions froides sur la tête, la face et la poitrine, on frictionnera le corps avec une flanelle imbibée d'un liquide excitant et aromatique, tel que l'eau-de-vie camphrée, le baume de Fiovarenti, etc.; puis on essuiera les parties mouillées avec une serviette chaude. On irritera la plante des pieds, la paume des mains et l'épine du dos avec une brosse de crin ou un morceau de laine imbibé du liniment suivant :

℞ Huile d'olives. . . . deux onces.

Ammoniaque liquide. } p. ég.

Camphre. . . . . . } deux gros.

On donnera un premier lavement d'eau froide mêlée avec un tiers de vinaigre, puis un second d'eau froide également, dans laquelle on fera dissoudre deux ou trois onces de sel de cuisine et une once de sel d'Epsom. On fera respirer au malade, avec précaution, une allumette, lorsque le souffre commence à brûler, de l'ammoniaque liquide. On pourra aussi pratiquer l'insufflation, comme il a été dit à l'asphyxie par submersion.

Si le sujet a la face gonflée, livide, des pesanteurs de tête, on lui pratiquera une forte saignée du bras ou du pied.

On le couchera dans une chambre bien aérée; on pourra lui donner quelques cuillerées d'une potion éthérée, ou d'eau distillée aromatique.

Tous ces secours doivent être prodigués pendant plusieurs heures, cinq ou six, pour rappeler l'asphyxié à la vie.

Lorsque ces secours ont été administrés à temps et que le malade revient à lui, on observe d'abord du râle dans la poitrine, l'air expiré ternit une glace bien nette; il a des hoquets, des rapports, il tremble, il éprouve ce qu'on appelle la chair de poule. La circulation commence à s'établir, les battemens du cœur d'abord petits deviennent tumultueux et forts. Le malade, qui jusqu'alors était resté dans une léthargie profonde, se réveille, ses idées sont confuses, il est hébété, paraît confus, lourd ; peu à peu les sensations reviennent, il explique difficilement les accidens qu'il a éprouvés, et se plaint de douleurs dans la poitrine, et surtout de maux de tête violens, qui se dissipent au bout de quelques jours. On a vu des malades qui conservèrent ces malaises pendant assez longtemps, et une grande prédisposition à cette maladie le reste de leurs jours.

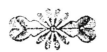

ASPHYXIE

Dans l'asphyxie par les gaz qui se dégagent des fosses d'aisances, on remarque souvent des accidens graves; les individus qui les éprouvent, ressentent des douleur vives à l'estomac, dans les jointures, un resserrement de la gorge, des cris involontaires et quelquefois modulés, (ce que les vidangeurs appellent chanter le plomb), du délire, des convulsions générales, la face est pâle, livide, la bouche rempli d'écume blanche on sanguinolente. Il peut arriver que l'asphyxie survienne tout-à-coup, et même que le malade soit brusquement frappé de mort, comme s'il avait été foudroyé. Tantôt les accidens se manifestent dès que l'individu pénêtre dans la fosse; tantôt il n'ont lieu que plusieurs heures après qu'il est exposé au méphitisme.

On a cherché à préserver les ouvriers vidangeurs des accidens fâcheux causés par le plomb; dans ce but on a proposé et recommandé, comme moyen préservatif, l'introduction dans la fosse, avant d'y pénétrer, de lampes et de réchauds enflammés. L'efficacité du feu a été rendue sensible depuis longtemps par les expériences de MM. Parmentier, Laborie et Cadet. On devra donc dans tous les cas employer ce moyen associé aux autres ; néanmoins avant d'en venir à son emploi, il est bon d'user des précautions suivantes : 1° Ouvrir la fosse quelque temps avant les travaux de vidange ; 2° Remuer fortement toutes les matières avec une longue perche, pour dégager les gaz délétères qu'elles contiennent ; 3° Éviter d'aspirer directement les odeurs qui en émanent, en détournant la tête des matières qui les fournissent ; 4° Faire l'opération des vidanges pendant l'hiver et un temps sec ; 5° Dès qu'un ouvrier se sent incommodé, il doit quitter les travaux, et ne les reprendre qu'après être parfaitement rétabli.

TRAITEMENT.

L'on soumettra le malade asphyxié
par le plomb au traitement suivant :
après l'avoir soustrait au foyer d'infec-
tion, on lui fera respirer un linge ou une
éponge trempé dans une dissolution de
chlore dans l'eau, ou bien dans une dissolution de chlorure de soude de M. La-
baraque, qui s'en est servi avec avantage dans des cas pareils. On aura soin
de ne pas faire pénétrer le chlore dans
le nez, ni la bouche, on aurait à craindre une vive inflammation de ces parties. On pourra aussi employer le traitement indiqué contre l'asphyxie par la

vapeur de charbon, pour les divers accidens que le malade présentera.

L'asphyxie par les gaz qui se dégagent des égoûts, des puisards, etc., réclame le même traitement.

ASPHYXIE

PAR LES GAZ QUI SE DÉGAGENT PENDANT LA FERMENTATION DES VINS.

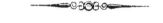

Le gaz acide carbonique se dégage en grande quantité pendant la fermentation vineuse ou spiritueuse ; il peut donc résulter de grands inconvéniens à la suite de la respiration des gaz qui se dégagent des cuves où le raisin fermente. Ainsi que cela est arrivé chez les individus chargés de la manutantion du vin.

Dans cette espèce d'asphyxie, les accidens suivans se déclarent : Le malade a des vertiges, des bourdonnemens d'oreilles, du trouble dans la vue, les sensations se pervertissent ou s'éteignent ; il a des hoquets, des maux de tête, de l'assoupissement, du délire. Souvent les symptômes de suffocation ne surviennent que lorsque la mort est prête d'arriver par suite de l'exaltation des accidens énoncés.

Dans un cas d'asphyxie par cette cause, rapporté par M. Collard de Martigny. On trouve l'indication des circonstances qui suivent : Un vigneron vigoureux, et jusque-là bien portant, s'asphyxie en refoulant une cuve de raisin : sa figure, légèrement tuméfiée, est très-rouge ; les yeux sont humides, étincelans, la respiration paraît suspendue entièrement, mais une glace, présentée sous le nez, se trouve légèrement

ternie ; les battemens du cœur sont insensibles. Le malade est deshabillé
promptement, porté au grand air, et
couché horizontalement, la tête et les
épaules légèrement soulevées, est aussitôt soumis à des lotions d'eau froide vinaigrée, à des irritations à la plante des
pieds, le longs de l'épine du dos, dans
les narines, etc. On lui fait respirer avec
précaution de l'ammoniaque liquide ;
on lui donne un lavement préparé avec
la décoction de tabac, on insuffle de
l'air dans les poumons. Le malade semble renaître un instant ; par cette persé-
vérance de soins, on le croit sauvé ;
mais tantôt le délire, le coma persistent.
On essaie de nouvelles stimulations,
une saignée de pied, l'application de
seize sangsues aux tempes, des dériva-

tifs, etc. Vains efforts, le malade succombe aux accidens secondaires.

Les mêmes accidens peuvent se ren-
contrer dans les brasseries ; on pourra
les éviter en ayant soin d'établir des
courans d'air.

TRAITEMENT.

Le traitement de l'asphyxie par la
fermentation alcoolique, est exactement
semblable à celui que j'ai indiqué plus
haut, contre l'asphyxie par la vapeur
de charbon.

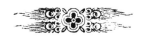

ASPHYXIE PAR LE FROID.

Les individus exposés à un froid considérable, éprouvent une faiblesse générale qui bientôt est portée à un très-haut degré ; la station est impossible : ils chancellent comme s'ils étaient en état d'ivresse, et tombent pour ne plus se relever ; un voile épais semble leur obscurcir la vue : un besoin marqué de sommeil se manifeste, et, bien que les malades soient avertis du danger qui accompagne cet état de repos, ils s'y abandonnent presque tous avec délices. Quelquefois la mort termine en peu d'instans cet état léthargique ; mais le

plus souvent la respiration et la circulation s'entretiennent encore pendant un
certain temps avant de se suspendre
complètement. (M. Devergie.)

« Les malades, dit M. Savary, peuvent rester dans cet état pendant longtemps, sans que le principe de vie soit
entièrement éteint : on en a vu revenir
à eux au bout de vingt-quatre heures,
et même de deux jours ; mais il est es-
sentiel que les secours qu'on leur administre soient sagement dirigés. »
Reeve rapporte, dans son livre sur la
torpeur, l'observation d'une femme qui
fut assaillie par un tourbillon de neige :
elle y resta huit jours, à six pieds de
profondeur environ, et au bout desquels elle fut retrouvée vivante et ayant
conservée sa sensibilité ; la gangrène

qui se déclara, la fit mourir quelques
semaines après.

TRAITEMENT.

Après avoir complètement déshabillé
le malade, on le plonge dans la neige,
on le frotte vivement avec cette matière , on le couvre de compresses
trempées dans l'eau glacée, on le baignera dans l'eau froide que l'on ré-
chauffe peu-à-peu, d'abord par de l'eau
dégourdie, puis moins froide, enfin
tiède; on pratique des frictions dans le
bain, en commençant par le creux de
l'estomac pour les finir vers les extrémités du corps; on lui fera des asper-
sions d'eau froide sur le visage ; ensuite
on lui chatouille les lèvres et les nari-

nes, on lui insuffle de l'air dans les poumons, on lui fera respirer des odeurs fortes, le vinaigre, l'ammoniaque, etc. Une fois que le corps commence à se réchauffer, on place le malade dans un lit bien sec, non bassiné, où l'on continue de le frictionner ; puis on lui administre un lavement d'eau salée ; on lui fait prendre des boissons acidules puis aromatiques, chaudes, et enfin lorsque le rétablissement est complet, on permet au malade de prendre des alimens.

On traite les membres gelés par des frictions douces avec de la neige, de la glace pilée ; ensuite on fait des lotions avec l'eau de Goulard, ou des eaux spiritueuses aromatiques, dont on augmente graduellement la chaleur à mesure que l'action organique se rétablit. On pourra entourer les membres gelés d'un bandage qui aura pour but d'empêcher l'afflux sanguin qui résulte de la réaction, on donnera au malade un peu de vin, des bouillons gras chauds, etc.

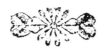

ASPHYXIE PAR LA FOUDRE.

L'intensité de l'action de la foudre est très-variable dans ses effets : tantôt elle n'occasionne qu'un trouble momentané des fonctions; tantôt elle donne lieu à la supension de quelques actes fonctionnels, tantôt enfin elle tue instantanément.

Il faut pour éviter la foudre dans les temps d'orage, s'éloigner des corps qui, par leur élévation, soutirent l'électricité des nuages; on doit s'éloigner des églises qui sont pourvues d'un clocher élevé, des arbres qui se trouvent isolés

dans la campagne. Dans les apparte-
mens, il est prudent de se tenir à une
certaine distance des cheminées qui
surmontent toujours nos habitations,
et conduisent assez facilement l'électricité par la suie dont elles sont tapis-
sées à l'intérieur ; on doit encore craindre l'approche des masses métalliques
tant soit peu volumineuses, et en particulier des tuyaux de conduite des eaux
pluviales et ménagères.

TRAITEMENT.

Deux ordres de moyens ont été pré-
conisés dans le traitement de ce genre
d'asphyxie, voici comment M. Devergie
en trace l'exposé : l'un consiste à placer
le corps de l'individu foudroyé, dans

une fosse creusée dans un tas de fumier ou dans la terre ; il a, dit-on, quelque-fois réussi à rappeler le sujet à la vie. L'autre moyen consiste à employer l'é-lectricité sous forme de très-faibles dé-charges.

Il arrive aussi que les individus frap-pés par la foudre, présentent des symp-tômes de congestion au cerveau ; la face est rouge, violette, le corps est raide, les membres sont contractés, le sang s'écoule par le nez, les oreilles, les yeux. Dans ces cas, on saigne les malades, on leur applique des révulsifs aux mem-bres inférieurs, tels que des sinapismes; on lui fera des affusions froides, et on leur fera prendre des boissons purgati-ves, etc.

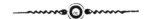

ASPHYXIE

PAR LE GAZ DE L'ÉCLAIRAGE.

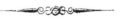

Je ne décrirai pas l'asphyxie par le gaz de l'éclairage, qui réclame le même traitement que l'asphyxie par la vapeur de charbon. (Voir à la page 209, Asphyxie par le charbon.)

FIN.

TABLE

DES MATIÈRES.

DEUXIÈME PARTIE.

Des Piqûres et des Morsures vénimeuses.

TROISIÈME PARTIE.

Asphyxies.

FIN DE LA TABLE DES MATIÈRES.

Imprimé en France
FROC030107191020
25456FR00012B/263